精编护理学与临床血液疾病护理实践

主编 ◎ 刘 昆

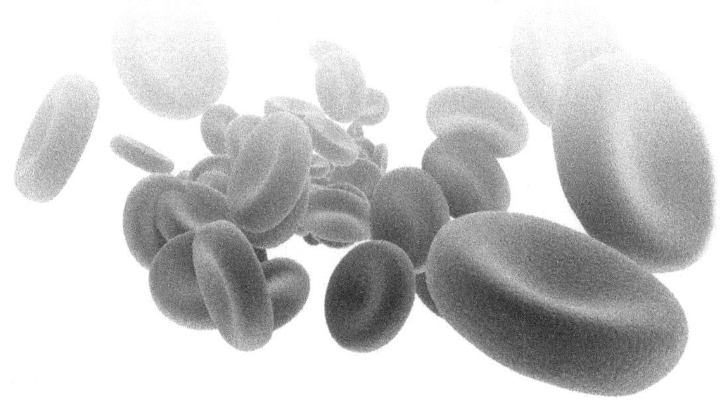

科学技术文献出版社
SCIENTIFIC AND TECHNICAL DOCUMENTATION PRESS
·北京·

图书在版编目（CIP）数据

精编护理学与临床血液疾病护理实践 / 刘昆主编. —北京：科学技术文献出版社，2022. 3
ISBN 978-7-5189-8863-1

Ⅰ. ①精… Ⅱ. ①刘… Ⅲ. ①血液病—护理 Ⅳ. ① R473. 5

中国版本图书馆 CIP 数据核字（2021）第 273957 号

精编护理学与临床血液疾病护理实践

策划编辑：李　丹　　责任编辑：李　丹　　责任校对：张吲哚　　责任出版：张志平

出 版 者　科学技术文献出版社
地　　址　北京市复兴路15号　邮编 100038
编 务 部　（010）58882938，58882087（传真）
发 行 部　（010）58882868，58882870（传真）
邮 购 部　（010）58882873
官方网址　www.stdp.com.cn
发 行 者　科学技术文献出版社发行　全国各地新华书店经销
印 刷 者　北京虎彩文化传播有限公司
版　　次　2022 年 3 月第 1 版　2022 年 3 月第 1 次印刷
开　　本　787 × 1092　1/16
字　　数　249千
印　　张　15.25
书　　号　ISBN 978-7-5189-8863-1
定　　价　68.00元

主编简介 | Editor-in-chief

刘昆，主管护师，本科毕业于泰山医学院，现任山东省济宁市第一人民医院血液透析室护士长。兼任山东省护理学会血液净化专业委员会委员，山东省医师协会血液净化血管通路医师分会护理委员会委员，济宁市护理学会血液净化专业委员会副主任委员，济宁市医学会血液净化专业委员会委员、护理学组副组长，济宁市医学会医院感染管理委员会委员等职务。

在血液净化中心护理管理、肾脏病临床护理、血管通路护理等方面具有丰富经验，尤其在血管通路的使用、透析患者的管理、血液净化护理规范的制定和执行等方面摸索出具有较高应用性的护理理念与实践方法，不断应用于临床。

发表省级以上期刊收录论文 5 篇，其中核心期刊 3 篇。参编《临床护理新方法》《老年病防治与护理》《临床常见病护理指南》等作品。

前言 Preface

随着社会的迅速发展和科学技术的不断进步，临床护理实践也随之发生着改变。各种各样的护理新方法、新知识和新技术相继诞生，护理专业的行业标准也在不断更新。本书在编写的过程中，严格遵循“创新性与继承性相结合”的原则，在内容较为成熟的基础上，将国内外同类教材中的先进内容与我国现行的临床护理实践相结合，并进行了精心的编写，以淋漓尽致地体现本书在内容上的先进性、实用性和科学性。

本书中有三个重要的基本思想：一是以打好基础为主，重点强调护理学专业必须掌握的“三基”内容；二是拓宽知识面，强化学科人文精神，将人文学科的基本理论和概念与本学科的知识进行融合，并合理运用于各项技术操作中；三是理论与实践相结合，使本书内容既有理论上的高屋建瓴，又有实操中的脚踏实地，两者相辅相成、相得益彰。本书侧重阐述血液与血管疾病的预防及护理，以及外科护理学的基础理论，特别适合广大外科从业者及医学院校师生参考使用。

本书内容通俗易懂、言简意赅，能够帮助护理人员快速理解和掌握护理操作技术。本书在编撰过程中，由于临床工作较为繁忙，加之编者水平有限，书中难免存在一些纰漏或不成熟之处，敬请广大读者批评斧正。

刘 昆

目录 | Contents

第一章

绪　论

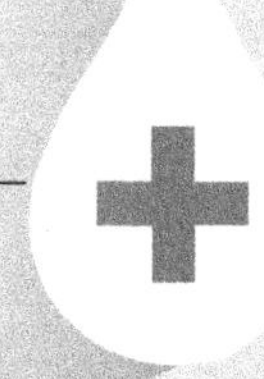

第一节　对外科护士能力的要求

在生活水平不断提高、人民观念不断更新的今天，广大民众对医疗护理安全、医疗护理服务质量和护理人员的要求越来越严格，这迫使护理工作向深、专、精、细的方向发展。外科的临床护理工作与其他学科存在许多不同之处：急诊较多、抢救类工作强度高、往往涉及多学科与多脏器的复合性损伤、患者病情复杂多变等。除此之外，外科疾病受麻醉、手术及创伤的影响，病程演变快，病情严重。由于以上这些特殊性，外科护士必须具备良好的素质才能满足现代护理工作的需求。

一、具有高尚的思想品德

较高的思想修养是护士必须具备的条件之一，以此塑造护士的美好形象，养成文明礼貌的习惯，从而体现自身的文化水准及道德品质。作为外科护士，必须热爱护理事业，兢兢业业，具有强烈的使命感、责任感和无私的奉献精神。同时要富有爱心和同情心，在工作中真正做到视患者如亲人、急患者之所急、尽心尽力为患者服务，只有这样才能做好外科护理工作。

二、拥有强烈的责任心和使命感

护理是一项非常严谨的工作，它涉及人的安全与生命健康，倘若护理人员不具备强烈的责任心和使命感，将会给患者带来痛苦甚至危及其生命。不论是在人前还是人后，不论领导在或不在，不论患者年幼还是年长、清醒还是昏迷，都要始终如一地根据操作流程与要求完成各项护理任务。外科患者的病情瞬息万变，所以外科护士更应该严肃认真、一丝不苟地对待工作，热爱患者的生命，保护患者的生命，用强烈的责任心和使命感来守护和完成护士的神圣使命。

三、具有扎实的专业素质

（一）具备丰富的理论知识

在新的护理模式的影响下，护理人员需要从病理生理、发病机制、临床表现、病理解剖、治疗手段、手术步骤、术后并发症和术后护理等方面，充分运用本专业的理论知识。除此之外，也要广泛地学习其他相关学科，如心理护理、伦理、健康教育、美学和哲学等，并把这些知识运用到实际的护理操作中去。要想满足现代护理工作的需求，护理人员必须具备扎实的理论基础和丰富的理论知识，在工作中充分发挥自己的能力，尽全力为患者解除痛苦，只有这样才能在日益激烈的竞争中让自己立于不败之地。

（二）掌握过硬的操作技术

由于外科手术的患者病情变化快，因此对于护理技术的要求更高，护理操作也更加烦琐。因此，护理人员需要在实际工作中逐步加强对各项专业操作的掌握（如 PICC 穿刺、前列腺增生患者的导尿、胃肠减压等）及对各种抢救仪器性能和原理的了解，做到操作自如。掌握过硬的操作技术是做好外科护理工作的关键，这需要护理人员在日常工作中接受反复培训及考核，不断巩固学习各项操作技术。

（三）具备敏锐的观察能力和分析能力

临床实践经验的逐步累积，可以提高综合分析判断能力及观察力。因此在对患者的病情进行系统观察、外观评估和动态分析的过程中，及时判断和预测患者存在的或潜在的问题，掌握病情可能演变的趋势，从而做出准确的护理诊断，有针对性地制定护理措施，能够为患者赢得宝贵的抢救时间，为并发症发生率的降低及治愈率的提高做出重大贡献。

（四）树立科研意识

在医学技术高速发展的今天，随着新诊疗技术的引进，人们对护理工作的要求也愈加严格。这就意味着在临床护理操作中，护士要更加认真地总结工作中的经验，从复杂的护理工作中寻找规律，树立科研意识，主动开展护理科研项目，积极推动护理学科的发展与进步。

四、掌握与患者沟通的技巧

护士在与患者进行交流时，应保持乐观积极的态度，认真倾听患者的烦恼，做到平易近人、彬彬有礼、举止优雅，这也是与患者建立良好关系的基础。护士给予患者一个鼓励的眼神，或是一个微笑，都可以增强患者战胜疾病的信心。在日常的护理工作中，如查体、备皮、灌肠、导尿和术后翻身等，护士要规范自己的行为，注意尊重和保护患者的隐私权，进一步提升自己的维权意识和法律意识，避免因无意的动作而引发护理纠纷。

五、协调处理好同事间的关系

在外科患者的抢救过程中，团队协作精神是成功挽救患者生命必不可少的一个因素，这就需要同事间相互配合，树立整体观念，在提高护理质量的同时做到互相支持、互相尊重、互帮互学、维护同行的声望，共同营造一个和谐融洽的工作氛围。

六、具有良好的心理素质

作为外科护士，要善于控制自己的情绪，有良好的自我控制能力，因为外科患者常发生颅脑外伤、胸腹部开放性损伤和严重的肢体离断等紧急情况，所以沉着冷静、处变不惊地为患者做好护理工作是外科护士的基本素养之一。良好的心态也是一名合格的临床护理人员一定要具备的素养，不图名利，不计较个人得失，把满腔的热忱投入到工作当中去。对护理人员来说，患者治愈后的笑容便是最大的安慰，通过我们掌握的知识与技能来解除患者的痛苦，用实际行动践行南丁格尔的誓言。

七、具有良好的身体素质

外科疾病中重症、急症较多，护理工作量的骤然增加经常导致部分护士夜以继日地坚守在临床一线，无法得到充分的休息。因此，外科护士必须具备充沛的精神、强健的体魄和雷厉风行的工作作风才能适应高负荷的工作，才能配合医生做好抢救和监护工作，圆满完成各项护理任务。这就意味着，在日常生活中，外科护士应积极锻炼身体，注意劳逸结合，只有保持良好的身体状态，才能满足繁杂的外科护理工作的需要。

第二节 临床护理风险因素及防范策略

临床护理风险指的是在整个治疗过程中可能产生的一切不安全事件，或可能导致受损和伤残事件发生的不确定性。在医疗科学技术不断发展的今天，现代医疗护理活动日益复杂，各种影响因素也日趋增多。发达的网络使各种信息的传播速度越来越快；《医疗事故处理条例》和《侵权责任法》的颁布实施，使人们的健康意识、维权意识和自我保护意识日益增强，对医疗护理的要求也更加严格，导致医患纠纷的发生率呈明显上升趋势。在临床护理的各个环节中，都存在着护理风险，护理人员的一时疏忽都可能造成医疗护理事故，甚至引起医疗纠纷。

一、临床护理风险因素分析

（一）护理人员自身因素

1. 工作责任心不强

护理工作的特殊性在于它决定着患者的健康恢复情况，因此，高度集中注意力并严格按规章进行护理操作，是对护士在工作中的基本要求。然而，繁重而又复杂的护理工作和频繁上夜班造成的生物钟紊乱可能会导致少数护士在工作中注意力下降、责任心减弱，发错药、打错针、输错液等就是未严格执行“三查七对”制度的具体表现。而护理不到位、对医嘱有疏漏、病情观察不细心、交接班不清晰等也会影响患者的病情，使其无法得到及时的治疗与控制。

2. 护士业务水平不过硬

专科护理知识和医学基础理论的缺乏，严重影响着护理工作的正常开展和实施。实习护士、低年资护士由于护理技能不精、临床经验匮乏等，无法对存在的或潜在的护理问题做出精准的判断，从而盲目被动地执行医嘱导致出现严重并发症的风险进一步增加，这一点在危重患者的病情观察上表现得尤为明显。随着医疗新技术的发展和护理新项目的增加，护理难度也逐渐增大。护理人员经验不足、技术水平低下、协作能力弱等因素都可能对患者的安全造成威胁。

3. 医护、护患沟通不当

医生、护士、患者是一个相互影响、彼此合作的团体，三者之间沟通不畅可能产生误会甚至是纷争。例如，医生和护士就相同的问题给出不同的解释；护士因繁忙的工作或不良的情绪而对患者及其家属的问题爱答不理或态度生硬；护士仅仅为了完成工作而缺少了换位思考和患者第一的服务意识，欠缺防止发生冲突的经验与能力。

4. 护士法律意识淡薄

当今社会，人们的侵权防范意识在不断增强，患者及其家属可能会把医护人员不经意间的言行看作是侵权行为。在临床护理工作中，许多问题会涉及患者权益，如隐私权，即在检查患者时没有遮挡患者暴露的隐私部位；再如主动权与知情权，即在患者检查治疗时没有及时通知并取得其同意；没有充分意识到自身的职责，如在值夜班时不规范地执行医生的口头医嘱。

5. 护理文书书写存在缺陷

这方面主要体现在护理文件中字迹潦草、书写格式不规范，有涂改现象，患者的基本资料不符合实际情况；医嘱时间与护理记录不统一；患者的常规护理诊治与护理记录不相符；对具体的护理措施记录不完善，内容不连贯，重点不明显，无法反映动态病情、治疗和护理效果。

（二）其他因素

1. 环境与设施

基础设施不完善、人员嘈杂、环境相对恶劣等都是普通病房的缺点，这些缺点也给护士和患者的情绪造成了不利影响。从护士方面来讲，外界的干扰会打乱工作顺序和思维，影响判断力和行动的准确性，为事故的发生留下隐患。从患者方面来讲，良好的环境是促进疾病恢复的重要条件之一，落后的环境设施会给患者带来负面情绪，进而引发投诉与纠纷。

2. 个体的差异性

研究表明，由于患者病情特殊而产生的风险占 28. 8%，因此很多护理风险是不可规避的，如无护理过失但患者术后发生并发症的；按照常规做皮试，患者却出现严重过敏现象而导致死亡的；在正常看护下出现患者失踪、自杀等情况的，虽然医护人员没有责任，但也可能引发纠纷。

二、防范策略

（一）加强对护理人员自身的规范

（1）护理人员应时刻保持警惕，严格遵循医疗护理操作技术规范和医院规章制度，切忌粗心大意。

（2）着重对专业理论和技能操作进行培训与考核，提高护士的业务能力。鼓励护士多参与各种进修活动，无论是在日常生活还是在护理专业上，坚持学习都是一种提高自身修养的好方法。

（3）通过组织护士学习以往案例，增强护士的法制观念和法律意识，了解医疗护理方面的法律知识，加强职业道德教育。护士应注意沟通方法，尊重、体谅患者，培养高尚的职业道德情操，坚持一切“以患者为中心”的原则，减少矛盾的发生。

（二）加强管理与监控

（1）临床护理风险的发生不仅是护士个人的责任，更是整个集体的责任，因此，应在要求护士完成好本职工作的同时对其身心进行减压。这也就需要医院配备充足的人力，及时组织座谈会，了解和掌握护士的心理变化与需求，这是营造良好的工作氛围的核心之一。

（2）要防患于未然，有预见性地对已发生或可能发生的护理风险进行整改。如规范护理文件的书写格式、尽量改善环境设施等，并为之做出合理解释。

（3）医护之间要保持紧密和谐的合作关系，因为有时医生的半句话胜过护士的千言万语，所以在解答患者问题时，应保持言语的一致性，切勿让患者对护理工作产生异议。

综上所述，临床护理风险可能发生在任何一个环节，为了尽可能地减少或避免护理风险的发生，在改善医院环境设施、完善和落实各项规章制度、健全各项临床管理机制的同时，更应从护理人员自身的因素抓起，提升护士人文修养，巩固所学业务知识，将发生护理差错和纠纷的可能性降到最低，保障护理安全。

第三节 临床护理风险控制

医疗风险管理指的是医院在组织系统的带领下减少或消除医疗风险带来的危害与经济损失，深入分析医疗风险，探索用于防范医疗风险的各种措施，尽全力降低医疗风险发生的概率。护理风险管理则是指识别和评估可能对工作人员、患者、陪护者和探视者产生伤害的潜在风险，并针对这些风险进一步采取有效措施的过程。患者是护理工作的重点对象，烦琐是护理工作的主要特点，患者的安全与护士直接执行的医疗活动息息相关。然而，护理风险隐藏在护理操作、处置等各个环节和过程中，每一个微不足道的护理活动都有可能是护理风险发生的诱因。因此，及时发现风险隐患，降低护理风险，确保患者的护理安全是护理管理工作中关键的一项内容。如何避免护理风险，减少和防范护理纠纷，给患者提供安全、优质的护理服务是医疗护理管理者工作的重中之重，实行临床护理风险的控制与管理迫在眉睫。

对客观存在和潜在的各种护理风险系统，连续地进行识别与归类，并分析护理风险事故产生的原因的过程被称为护理风险识别，这是护理风险管理基本程序中的第一步。有效地预见或识别护理风险，可以使护理工作做到有备无患，如了解一名重症患者在氧疗过程中可能发生的护理风险并对这些风险进行防护。这需要让护士在持续的培训过程中逐步了解在自身工作中面临或将要面临的风险，并时常提醒自己，从而减少风险的发生。对护理风险进行识别和分析，不仅需要护士，还需要医生、患者、患者家属及各种相关人员的共同参与。

一、成立护理风险管理小组，明确各岗位职责

护理风险的管理工作是由护理部领导和病区护士长负责的。各个临床科室都应积极从自身查找安全隐患，把出现过的问题逐一分析并总结经验教训，明确现存的或潜在的护理风险。可由大科室来成立风险管理小组，在每个病区选出一名组员，组长需要及时掌

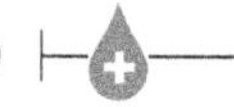

握了解相关信息，并定期召开会议，对已发生的和潜在的隐患提出针对性的防范措施，以进行护理质量的监控。护士长及时收集本科室现存的与潜在的护理风险信息，评估防范措施的实施效果并上报，各个科室间相互借鉴，选用最佳对策。

二、合理配置人力，加强护理业务质量建设

由于护理工作劳动时间长、强度与压力大、质疑多，导致护理人力资源流失情况严重，很多科室人手配备不足，由此引起的护理投诉占很大比例。因此，护士长需要合理配置排班时间，弹性排班。目前在很多医院推行的夜间二线值班就是一个很好的例子，二线值班护士主要负责在夜间支援各繁忙科室并配合救治危重患者。人类的疾病也随着社会的进步开始变得复杂起来，即便护士小心谨慎地加以防范，仍无法完全避免护理隐患。此时，高年资护士的优势便体现出来了，他们丰富的临床经验、面对风险和危机事件时的沉着冷静和妥善的处理方式，是年轻护士短时间之内无法超越的。因此，护士具备扎实的专业理论知识和丰富的实践经验对规避风险起着非常重要的积极作用。由于年轻护士缺乏经验，在面对危机时显得茫然和束手无策，所以对新护士进行培训与考核是十分必要的，可以通过鼓励护士多多参加各种业务学习和继续教育来提升自身的专业水平，并让护理部制定护士的年终考核制度来调动护理人员的学习积极性。沟通是消除所有误会的良药，无效沟通是导致医疗护理纠纷发生的主要原因。制定《护士礼仪规范》，组织护士培训、学习，做好医患沟通、护患沟通和医护沟通。

三、规范护理管理，提高护理质量

为提高护理质量、规范护理管理，医院须健全各项规章制度，让医护人员在遵守规章制度的同时定期学习护理核心制度并对其进行考核；控制质量与评价质量管理效果的基础是临床科室质量标准，因此严格依照临床质量标准行动是保证护理质量的前提；为消除工作中的隐患，要细化工作流程，在可能发生护理风险的环节建立相关护理规程；为避免因仪器设备等用品质量问题而引发护理风险的情况，需进一步规范科室仪器、物品的管理与应用，对护士进行新仪器、新物品的使用培训，要求每个人都能做到熟练操作，并设立专人检查、维护仪器，总结和分析护理过程中的每一个环节，检讨已经发生的风险，找出

问题的根源，并采取相应的对策和改正措施。护理管理者不仅需要加强对护理风险的监管，更要深入病房去了解患者、家属、护士对护理工作的看法，只有及时检查护理质量的落实情况，才能掌握有助于改进护理质量的第一手信息。

四、加强护士的风险防范意识与法制教育

在完善护理管理机制的同时，对护士加强护理风险教育，提高他们的法律意识。美国、加拿大等发达国家都十分重视关于护理风险的教育，除了对护理人员进行正规教育外，还提供有关护理风险教育的网上资源供其进行参考。在教育护理人员的过程中，应着重讨论那些意义重大的医疗或护理纠纷案件，使护理人员通过学习了解和掌握与医疗护理相关的法律法规知识，并加深他们对于依法从业的必要性与安全性的认识，强化护士的责任意识、法律意识、竞争意识、风险意识与质量意识，使护士能够从法律的高度意识到自身的权力与义务，以及违规行为可能导致的法律后果，从而提高自身的安全意识、法律意识与自我保护意识，并学会保护患者的权利，让患者在治疗护理过程中能够安全地度过每一天。

护理风险管理是一项持续的、长期的事业，只有不断完善护理管理机制，谨慎识别护理风险，才能真正为患者提供安全的护理服务。

2

第二章

手术前、后患者的护理与风险防范

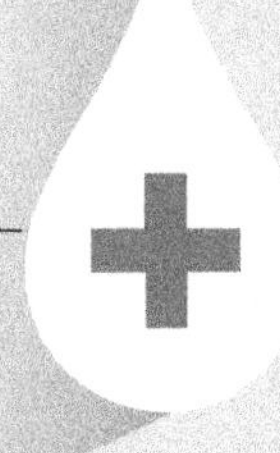

第一节　术前护理

一、概述

术前指的是患者从确定接受手术到将其送至手术台的过程。术前护理是为了增强患者对手术的耐受力，并减少和预防术后并发症的发生。

护理措施如下。

（一）心理护理

减轻或消除患者恐惧、紧张的情绪，配合医生进行手术与治疗。

（二）术前评估

评估患者的生命体征、检查及检验结果。目的是为了能够从各方面综合了解患者的身体状况和对于手术的耐受程度。

（三）术前常规准备

胃肠道、呼吸道、配血的准备和手术区皮肤的准备等。

（四）术前健康教育

指导患者进行相关检查、检验及预防术后并发症的发生。

（五）手术日晨护理

测量患者生命体征，遵照医嘱使用术前药物，留置尿管与胃管，准备好手术中要使用的物品和药物，准备术后物品、床单位。

二、患者及其家属的心理因素易被忽视

（一）原因

（1）患者及其家属没有充分了解自身疾病，患者存在恐惧心理。

（2）没有充分认识到手术的重要性，担心麻醉、手术出现意外。

（3）对手术预后感到不安。

（4）在经济、家庭、事业等方面有过多的考虑。

（5）害怕术后伤口疼痛及发生术后并发症。

（二）表现

（1）患者及其家属在术前经常会表现出紧张、不安、恐惧、焦虑等负面情绪，癌症患者甚至会因绝望而产生自杀的念头。

（2）严重的负面情绪会对患者的休息、睡眠、食欲等产生影响，抑制内分泌系统功能，从而影响免疫功能和术后康复。

（三）处理

（1）可对过度紧张、焦虑的患者适当使用安眠、镇静的药物，从而确保其获得充分休息。

（2）对患者存在的自杀风险进行评估，做好防范工作，必要时请求心理医生的帮助。

（四）防范

（1）亲切、热情地接待患者及其家属，主动介绍主管医生、护士及病区环境，通过展现认真负责的工作态度和娴熟的技术，来赢得患者的信任。

（2）医护人员与患者谈论病情时要注意患者及其家属的性格、年龄、文化程度及信仰等情况，说话有艺术性的同时，要通俗易懂，并结合患者的病情，实事求是、由浅入深地介绍和讲解疾病及手术的相关知识，既不能夸大，也不能过于片面，要做到恰到好处，让患者在充分了解病情的基础上，不增加思想负担。同时注意实行保护性医疗制度，即医生与护士必须保证解释的一致性、专业性与准确性，否则会增加医患纠纷发生的风险。

（3）除了介绍成功病例外，还可以通过邀请同病房做同类手术的患者根据其在配合治疗、护理过程中的经验和体会进行介绍，以此来帮助手术患者正确认识和看待自己的疾病，增强对手术成功的信心。

（4）掌握患者的心理状况，争取获得患者、亲属、朋友或同事等各方面的社会支持。

三、未执行知情同意原则或执行不充分

（一）原因

护士未将医院的制度、环境、疾病相关的知识、术前的各项检查、治疗与护理等对

患者进行告知或充分告知。

（二）表现

（1）可能因患者不配合治疗、走丢或随意外出而发生意外。

（2）检查被延误或检查结果受到影响。

（3）不利于建立良好的护患关系，患者满意度降低，甚至可能发生医疗纠纷。

（三）处理

应及时了解患者及其家属不满的原因，并尽快予以解释和处理。

（四）防范

（1）患者入院当天要热情接待，并详细介绍医院的环境与制度，包括对讲机的使用、病区环境、病区宣传材料的取阅、医院饮食、作息、卫生，以及探陪、请假、安全制度等。

（2）介绍主管医生和护士，并使其主动与患者进行沟通，建立和谐的医患关系。

（3）详细地告知各项检查、检验的注意事项及配合事项，如采集血、尿标本的目的及注意事项。

（4）术前应详细地将术后可能发生的并发症和不适感、康复所需要的时间和影响因素、术后需配合的治疗（如放疗、化疗等）及复发的风险告知患者及其家属。谈话过程有艺术性的同时，要实事求是，既不能夸大，也不能过于片面，做到恰到好处，让患者及其家属既充分了解病情，又不会增加思想负担。

（5）术前应办理书面知情同意书手续，各项同意书应要求患者（或委托家属）签名。

四、术前准备不足导致术后并发症发生率增加

（一）原因

（1）术前患者心理、身体状态不佳影响术后康复，发生并发症的风险增加。

（2）患者无法适应术后的改变，术后康复受到影响。

（3）术前没有准备充分，术后感染的可能性增加。

（二）表现

（1）影响术后的康复。

（2）术后出现并发症。

（三）处理

做好充分的术前准备和健康教育，消除影响术后康复或易引起术后并发症的因素。

（四）防范

（1）为了增强患者对手术的耐受能力，在术前应积极配合医生对患者进行各方面的检查与检验，对患者重要器官的功能和营养状况进行评估，以便及时发现问题，并在术前予以纠正。

（2）给予贫血、营养不良、低蛋白血症的患者术前营养支持：给予高热量、高蛋白、高维生素及易消化吸收的饮食；对无法进食者，要给予静脉输液，补充足够的热量，必要时输全血或血浆，来改善患者的营养状态，提高对于手术的耐受性。

（3）为适应术后的变化，术前需要指导患者进行各项适应性锻炼，具体如下。

①练习床上大小便。

②有效咳嗽、咳痰。

③戒烟。

④锻炼呼吸功能。

⑤练习床上翻身等。

⑥术后早期活动。

（4）积极预防术后感染，具体措施如下。

①对手术区的皮肤进行准备。观察皮肤状况，备皮范围为手术切口周围 15 ~ 20 cm 的皮肤，需提前做好剃毛、皮肤清洗等准备，腹部手术者需清洗肚脐。

②胃肠道准备。针对肠道手术患者，入院后应给予低渣饮食，而对于非肠道手术患者，一般对饮食不加以限制；按麻醉要求术前 12 h 禁食、术前 4 ~ 6 h 禁饮，必要时进行胃肠减压；术前给予胃肠道手术患者泻药、清洁灌肠或口服肠道抗菌药物。

③呼吸道准备。提前戒烟戒酒，预防呼吸道感染，注意保暖；对术后需长时间卧床或年老体弱的患者进行呼吸功能的锻炼，首先协助患者保持坐位或卧位，然后放松肩膀，通过鼻腔慢慢吸气，直至将气深深吸入肺底，憋气 3 ~ 5 s，随后缩唇并从口中缓缓呼出，频率为每小时 10 次，也可通过呼吸功能训练器协助锻炼，这样可以帮助患者更加清楚自

己做呼吸运动时的表现，方法同上。

④在术前处理好患者已有的感染。如口腔感染、上呼吸道感染、皮肤感染、泌尿系统感染等。

⑤女性患者要避开生理期。

五、患者安全及舒适因素易被忽视

（一）原因

（1）患者术前因年老体弱、贫血及疾病的影响而出现相关疼痛、跌倒、出血甚至危及生命的症状。

（2）患者有走失的风险。

（3）患者因绝望而产生轻生的念头。

（二）表现

（1）患者因跌倒而导致软组织损伤、骨折、出血甚至死亡。

（2）疼痛等不适症状导致患者情绪低落，或受疾病影响而出现胃肠道穿孔、出血、休克等危及生命的情况。

（3）患者走失、自杀、受伤或死亡。

（三）处理

（1）医护人员应制定患者跌倒、走失、自杀的应急预案，并及时给予正确处理。

（2）做好病情观察，针对患者的病痛予以镇痛等对症处理。

（四）防范

（1）了解患者的年龄、活动能力、有无贫血和头晕等情况，从而对跌倒风险进行评估，并提前制定预防跌倒的措施。

（2）认真观察患者病情，及时处理出现的不适症状。

（3）与患者加强沟通，做好心理护理。

（4）告知患者住院期间禁止擅自外出。

第二节　术后护理

一、概述

术后护理（postoperative care）是指从患者手术结束回到病房到基本康复出院期间的护理，目的是减轻患者的不适与痛苦，并有效防止术后并发症的出现，使患者顺利康复，痊愈出院。

护理措施包括：

（1）了解术中情况，制定护理计划。

（2）认真观察病情变化，如对伤口、生命体征、引流物等进行观察。

（3）症状护理，如腹胀、恶心、呕吐、疼痛的护理等。

（4）做好心理护理和术后健康教育。

（5）做好各项基础护理与生活护理，满足患者的基本生活所需。

二、术后出血

（一）原因

与手术中创面渗血没有完全控制、止血不彻底、术后结扎线松脱或凝血机制障碍等有关。

（二）表现

（1）少量出血表现为伤口敷料或引流管内有少量鲜血。

（2）大量出血表现为内出血或休克，如脉速、胸闷、血压下降、肢体湿冷、面色苍白等。胃肠道手术可表现为呕血、黑便。

（三）处理

（1）少量出血：更换切口敷料、局部加压包扎或使用止血药。

（2）大量出血：通过输血、使用止血药、加快输液等方法进行抗休克治疗，必要时做好手术止血的准备。

（四）防范

（1）术前对患者的凝血功能进行评估。

（2）做好病情观察，如伤口敷料是否感染，生命体征是否平稳，引流液的量、颜色、性状等。

三、切口感染、裂开

（一）原因

与手术中缝合技术不佳、无菌技术操作不严格、患者贫血、营养不良、糖尿病或过度肥胖等有关。腹内压的突然增高也会导致切口裂开。

（二）表现

感染的表现包括切口局部出现红、肿、压痛或有波动感、切口裂开、脉速、体温上升及白细胞计数升高等。

（三）处理

（1）及时更换切口敷料，保证切口的干燥、清洁。

（2）加强护理并进行营养支持治疗，合理应用抗生素。

（3）若切口全层裂开，需立即通知医生并送进手术室重新缝合。如有内脏脱出，切勿在病床上将内脏还纳，以免造成腹腔感染。

（四）防范

（1）为避免出现营养不良，在术前需增加营养支持。

（2）术中严格执行无菌操作，采用减张缝合。

（3）切口敷料在术后需及时更换，以确保切口的干燥清洁。

（4）及时处理患者术后出现的腹胀、咳嗽或排便困难等危险因素。

四、肺部并发症

（一）原因

（1）腹、胸部大手术后发生概率较高，在老年人、长期吸烟、患有慢性或急性支气管炎的患者身上也有较高的发生率。

（2）受长时间卧床、伤口疼痛、麻醉等影响，患者在深呼吸与咳嗽时会受到限制，分泌物集聚在支气管、肺泡、肺底部无法排出，从而导致肺炎、肺不张。

（二）表现

患者出现缺氧、呼吸困难、咳嗽、痰多等症状时，若不立即处理，有发展成脓胸或肺脓肿的可能。

（三）处理

（1）积极引导患者深呼吸、咳嗽、排痰，帮助患者翻身并叩击背部进行排痰。对于无力咳痰者，通过将导管插入气管吸痰来帮助其排痰。

（2）每日给予痰液黏稠患者糜蛋白酶、抗生素雾化吸入 2 ~ 3 次。

（3）全身应用抗生素。

（4）必要情况下通过气管切开手术或支气管镜将痰液吸出。

（四）防范

（1）在术前进行深呼吸训练。为强化吸气功能，需要胸部手术者练习腹式深呼吸，腹部手术者练习胸式深呼吸，且术前应戒烟以避免呼吸道感染。

（2）在术后病情允许的情况下，可以采用半坐卧位，指导并鼓励患者深呼吸，有效咳嗽、咳痰，尽快下床活动。

（3）予以有效镇痛，避免因伤口包扎过紧而限制呼吸。

（4）预防性地应用抗生素。

五、血栓性静脉炎

（一）原因

（1）因术后长时间卧床和活动减少，造成下肢的血流缓慢。

（2）血液的凝固性增加，血液往往处于高凝状态。

（3）受血管反复穿刺、血管壁手术、外伤或置管等影响。

（二）表现

患者的腓肠肌出现疼痛感与紧束感时，对其患肢进行检查，发现有凹陷性水肿，可扪及索状变硬的静脉，且沿着静脉的走向能看见皮肤红、肿，常伴有局部触痛和皮温升高。

（三）处理

（1）将患肢抬高、制动，并用 50%硫酸镁局部湿敷。

（2）切勿对患肢进行静脉输液，禁止局部按摩，以避免血栓脱落。

（3）遵照医嘱应用药物溶栓。

（四）防范

（1）术后卧床期间多做双下肢的屈伸运动，并尽可能早地下床活动。

（2）为预防血液高凝状态患者形成深静脉血栓，可口服小剂量的复方丹参片或阿司匹林。

（3）提升穿刺技术，尽可能不要在下肢输液。

六、氧疗

（一）无效吸氧

1. 原因

（1）没有紧密连接吸氧装置。

（2）吸氧管有脱落、扭曲或堵塞的情况。

（3）没有达到病情需要的吸氧流量。

（4）因气道内存在过多分泌物且没能及时吸出或咳出，从而导致氧气无法进入呼吸道。

（5）气管切开的患者使用鼻导管吸氧时，套管中的氧气溢出，不能有效进入气管和肺中。

2. 表现

呼吸费力、烦躁、胸闷、无法平卧、自感缺少空气。鼻翼翕动，口唇、甲床发绀，心电监护显示血氧饱和度 < 90%，实验室对血气分析的检查显示氧分压 < 75 mmHg。

3. 处理

找到根源，排除影响因素，保证有效通气，依照病情变化调整吸氧浓度。

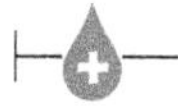

4. 防范

（1）检查吸氧装置与管道的连接情况，及时发现并处理问题。

（2）妥善固定吸氧管，以防出现移位或脱落的情况；吸氧过程中随时查看吸氧导管是否存在扭曲、堵塞的情况。

（3）按照医嘱或根据患者病情调整吸氧流量。

（4）呼吸道的分泌物需及时清除，以确保气道的通畅。

（5）对患者的血氧饱和度、呼吸频率、呼吸形态等进行严密观察。

（6）使用气管套管为气管切开患者提供氧气。

（二）感染

1. 原因

（1）吸氧装置受到污染，如氧气湿化瓶、湿化瓶内湿化液、吸氧管道等内部易滋生细菌。

（2）粗暴的插管动作造成鼻腔黏膜破损，加上患者机体抵抗力和免疫力低下，从而易发生感染。

2. 表现

患者的全身或局部出现感染症状，如高热、畏寒、咳痰、咳嗽及败血症等。

3. 处理

去除导致感染发生的原因，使用抗生素进行抗感染治疗。

4. 防范

（1）定时更换氧气湿化瓶、湿化液和吸氧管，湿化瓶需每日消毒。

（2）湿化瓶内的液体应为经过灭菌处理后的蒸馏水或冷开水。

（3）每天进行 2 次口腔护理。

（4）为保护鼻腔黏膜的完整性，插管动作要轻柔，以免出现黏膜破损。

（三）气道黏膜干燥、出血

1. 原因

（1）气道干燥，湿化不充足。

（2）湿化瓶内的湿化液不够充足。

（3）气管切开术导致患者水分丢失过多，须通过特别的湿化设备进行气道湿化。

（4）过高的吸氧流量，如吸氧浓度＞60%。

2. 表现

刺激性咳嗽、痰液黏稠或无痰、痰中有血，不易咳出。

3. 处理

（1）宽慰患者及其家属，充分解释清楚原因。

（2）与湿化装置相连接，放置1/3～1/2的注射用水于湿化瓶中，并每日更换注射用水。

（3）对于排痰不畅和气道干燥的患者应予以气道湿化。

4. 防范

（1）及时向氧气湿化瓶中补充湿化液，按鼻导管吸氧法操作规程来操作。

（2）伴有气道烧伤的气管切开患者应采用加热式湿化器进行持续的气道湿化；而未伴有气道烧伤的气管切开患者则通过人工鼻与吸氧系统相连来保持气道湿化；气道出血或痰多浓稠的患者切勿使用人工鼻，避免窒息。

（四）氧中毒

1. 原因

（1）吸入过高的氧气浓度：高于60%。

（2）当长时间吸氧且时间连续超过24 h时，高浓度氧会进入人体并产生过氧化物基、过氧化氢、单一态激发氧及羟基，从而造成核酸损害与细胞酶失活，最终使细胞死亡。

2. 表现

（1）轻者出现嗜睡、脸色发红或口唇呈现樱桃红色。

（2）重者出现咳嗽、胸骨后锐痛、恶心、呕吐、焦躁不安、呼吸困难、脸色苍白，甚至出现视听觉障碍、抽搐等神经系统方面的症状。

3. 处理

（1）马上停止吸氧或将吸氧浓度降低。

（2）及时向医生报告，并对症处理。

4. 防范

（1）严格掌握停氧、吸氧的指征，选择合适的氧流量与给氧方式。

（2）吸入纯氧的时间最好不超过 4 ~ 6 h，不要长时间高流量地吸氧，及时根据氧疗情况调节吸氧时间、浓度和流量。

（3）做好氧疗患者的健康教育工作，提醒其在吸氧过程中切勿擅自调整氧流量。

（4）每隔一小时记录一下患者的呼吸频率、节律、意识、脸色与口唇颜色的变化、吸氧浓度或流量等。

七、引流管

（一）引流不畅

1. 原因

（1）引流管受压、扭曲、脱落。

（2）引流管出现堵塞。

（3）管道因长时间留置而变脆、老化，管腔内出现粘连。

（4）管道前段出现贴壁现象。

（5）负压过低，或负压装置连接不严密。

（6）没有打开引流管的通气口。

2. 表现

伤口敷料上出现较多渗液或渗血；引流管没有液体引出；引流管内存在液体但没有波动；引流液突然减少，或引流管通气口有液体渗出。

3. 处理

（1）快速查找并确定引流不畅或失效的原因。

（2）调节引流的体位。

（3）朝离心方向挤压引流管。

（4）引流管阻塞时可使用注射器回抽，但严禁自行冲洗。

（5）必要时告知医生来处理。

4. 防范

（1）向患者耐心地讲述留置各种引流管的重要性、目的和注意事项，避免引流管受压。

（2）吸引前需仔细检查吸引管是否被妥善固定及是否通畅，是否打开了引流管的通气口。

（3）对中心负压压力、负压装置的情况进行检查，检查管道是否存在漏气、堵塞、移位或脱落的情况。

（4）如果由于引流液过稠而堵塞管道，需立即向医生报告并及时处理。

（5）密切观察引流是否有效、腹部情况及伤口敷料是否存在渗液、渗血等情况。

（二）引流管脱出

1. 原因

（1）有外力牵拉管道。

（2）管道没有牢牢固定好，且没有紧密连接。

（3）患者自行将管道拔出。

2. 表现

（1）引流管中间的接口出现分离或引流管脱落。

（2）引流瓶内的引流液没有流出或明显减少，或从伤口处流出引流液。

3. 处理

在妥善固定好各管道的同时，向患者做好宣教工作，需要在引流管脱出时马上告知医师，对于采用胸腔闭式引流的患者，立即沿皮肤纹理方向用手捏紧引流口四周的皮肤。

4. 防范

（1）将引流管妥善固定，在固定引流管时需确保充足的长度，以免牵拉管道。

（2）详细地向患者传达留置引流管的目的和注意事项，以防拔出管道。

（3）应给予昏迷或烦躁的患者适当约束。

（三）感染

1. 原因

（1）没有严格按照无菌技术的操作执行。

 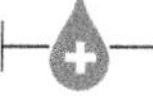

（2）引流不够通畅。

（3）引流液反流进入人体内。

2. 表现

（1）高热。

（2）浑浊不清的引流液。

（3）培养引流液后能发现致病菌。

3. 处理

（1）每 1 ~ 4 h 测量一次体温。

（2）观察并记录引流液的颜色、量、性质。

（3）每 3 天更换一次引流瓶 / 袋，严格按照无菌技术的操作执行。

（4）认真协助做好引流液细菌的培养工作，遵照医嘱使用敏感的抗生素。

4. 防范

（1）要及时倾倒引流液并确保引流管的畅通。

（2）每间隔 3 天更换一次引流瓶 / 袋，更换时严格按无菌技术的操作执行。

（3）向患者讲解活动时需要注意的事项。为避免引流液反流进入体内，引流瓶 / 袋的位置不可高于伤口。

（4）仔细观察体温与引流液的颜色、性质、量的变化，有异常情况及时告知医生处理。

八、留置胃管

（一）置管失败

1. 原因

（1）护士缺乏经验，操作不够熟练。

（2）胃管误入气道。

（3）患者因烦躁而不配合护士工作。

2. 表现

胃管误入气道或无法置入胃中，患者出现呛咳、呼吸困难或发绀等症状。

3. 处理

（1）找出置管失败的原因。

（2）应在胃管误入气管时立即拔出，休息片刻后再次插管。

（3）请教经验丰富的高年资护士进行处理。

（4）向患者做好解释工作，争取患者的配合。

4. 防范

（1）充分评估好置管的风险与难度后，选择符合条件的胃管。

（2）在放入胃管前，向患者做好宣教工作，告知患者如何配合。

（3）将胃管插进咽喉部（插入 14 ~ 15 cm）时，让患者做吞咽动作的同时，将胃管送进胃中。

（4）对于使用镇静药物或昏迷的患者，先将其头部稍向后仰，便于沿咽后壁向下插入胃管，当插入约 15 cm 时，用左手托住患者的头部，令其下颌贴近胸骨柄从而增大咽喉部通道的弧度，帮助胃管顺利穿过会咽部。

（二）非计划性脱管

1. 原因

（1）患者因烦躁而不配合护士留置胃管的工作。

（2）因没有妥善固定好胃管，从而在患者变动体位时脱出。

2. 表现

胃管完全或部分脱出。

3. 处理

（1）找出脱管的原因并对其进行相应处理。

（2）向患者说明脱管的原因，取得其配合后调整管道或再次置管。

（3）必要时遵照医嘱应用镇静药物或约束患者的肢体。

4. 防范

（1）向患者及其家属解释留置胃管的重要性与目的，并取得其配合。

（2）根据患者的皮肤情况选出适合的固定留置胃管的方法。

（3）必要时遵照医嘱应用镇静药物或约束患者的肢体。

（三）食管、胃黏膜损伤

1. 原因

（1）胃管质地过于坚硬。

（2）护士在置入胃管的过程中操作不够轻柔，导致黏膜损伤。

（3）因胃管长时间留置，被牵拉摆动。

（4）创伤造成的应激性消化性溃疡。

2. 表现

患者胃部出现烧灼感并伴有疼痛，引流出血性胃液。

3. 处理

（1）按照医嘱采用止血和抑制胃酸分泌的药物。

（2）在仔细观察胃液引流性质、颜色和量的同时认真做好护理交班记录。

（3）宽慰患者，加强巡视。

（4）将胃管妥善固定好，避免牵拉。

4. 防范

（1）认真评估患者病情，留置时选用质地柔软的胃管。

（2）留置的过程中注意动作要轻柔。

（3）将胃管妥善固定好，避免牵拉。

（4）留置胃管前，向患者做好健康宣教工作，并取得其配合。

（四）引流无效

1. 原因

（1）管道出现折叠或扭曲。

（2）位于减压系统的管道没有被紧密连接。

（3）胃管置入的长度不够或因过长而导致盘曲。

2. 表现

（1）减压不成功，并伴有持续腹痛和腹胀。

（2）无胃液引出。

3. 处理

（1）宽慰患者并充分解释清楚原因，争取患者及其家属的配合。

（2）检查管道的通畅情况，必要情况下可按照胃管堵塞的流程进行处理。

（3）为确保胃管负压系统保持连接状态且固定无松脱，应随时查看其连接的紧密性。

（4）通过X线检查观察胃管留置的长度，若过短或过长，需再次对长度进行调节。

4. 防范

（1）告知患者及其家属留置胃管后的注意事项，并争取其配合与理解。

（2）讲解留置胃管的目的，并确保充足的胃内胃管长度。

（3）确保引流管通畅并妥善固定，密切观察引流液的性质、量、颜色等，加强巡视。

（4）保证管道紧密连接，以确保减压系统有效。

九、留置导尿管

（一）置管失败

1. 原因

（1）误置入女性患者的阴道；男性患者患有尿道狭窄或前列腺增生。

（2）患者因焦躁而不配合。

（3）没有选择合适的尿管。

（4）护士的操作不够娴熟。

2. 表现

（1）没有顺利置管。

（2）没有尿液从导尿管引出。

3. 处理

（1）向患者做出解释并争取其配合。

（2）误入阴道后，缓缓将其拔出，并立即更换无菌尿管重新进行消毒与导尿。

（3）对于置管困难的患者，需要请专科医生来协助置管。

4. 防范

（1）护士需熟练掌握生殖器与尿道的解剖位置。

（2）向患者详细说明整个导尿过程中可能存在的风险，并争取其配合。

（3）充分评估患者的病情及插管难度后，选择适合患者的导尿管。

（4）对于有尿道狭窄或严重前列腺增生病史的男性患者，需在专科医生的协助下插管。

（二）尿道损伤

1. 原因

（1）导尿管的型号过大或质地过于坚硬。

（2）在导尿前没有对尿管进行润滑，以及导尿过程中操作过于粗暴。

（3）因置管长度不够导致气囊注水后压迫尿道，进而尿道缺血引起损伤。

（4）在尿管拔除前，没有将气囊内液体抽尽就强行拔管。

2. 表现

血尿、尿道疼痛。

3. 处理

（1）对导尿管的型号、大小和质量重新评估，选择最适合的导尿管为患者导尿。

（2）需在导尿前用润滑剂充分润滑尿管，且导尿过程中注意动作要轻柔。

（3）按导尿术操作规程来操作：在尿液从双腔气囊导尿管引出后，将尿管再插入5 ~ 10 cm，同时往气囊内注入10 mL的生理盐水，在整个过程中随时观察患者是否出现疼痛不适等反应，根据情况处理。

（4）拔除尿管时，在确定抽出10 mL的气囊内液体后再缓慢将尿管拔出。

4. 防范

（1）根据导尿术操作规程进行导尿：导尿前对患者进行评估，选择大小与型号适合的尿管，充分润滑尿管后将其缓缓插入尿道，整个过程需严格按照无菌操作执行，同时指导患者深呼吸，来减轻导尿产生的不适感。

（2）若插管过程不顺利，应立即找到原因，切勿强行插管。

（3）要插入适当的导管长度：使用单腔气囊导尿管时，女性的插入长度为4 ~ 6 cm，男性为20 ~ 22 cm；使用双腔气囊导尿管时，见尿后再插入7 ~ 10 cm。确认气囊全部进入膀胱后，再往气囊内注入10 mL的生理盐水。

（4）留置尿管后要对患者做相应的健康宣教，提醒其在适当活动的同时，妥善保护好导尿管，避免尿道因摩擦而损伤。

（三）尿路感染

1. 原因

（1）导尿时没有严格依照导尿术操作规程的标准执行无菌操作。

（2）留置尿管的时间过长。

（3）引流袋与尿管的密闭系统被破坏。

（4）患者免疫力低下。

（5）逆行性感染。

2. 表现

尿液颜色浑浊，尿道疼痛，甚至全身出现炎症反应，尿常规显示白细胞计数增多。

3. 处理

（1）遵照医嘱拔除导尿管后，对管道进行细菌培养，并根据培养的结果合理采用抗生素。

（2）对于因病情需要而不得不留置尿管的患者，需遵照医嘱更换其尿管，并遵医嘱每日用呋喃西林冲洗膀胱 2 次。

4. 防范

（1）按导尿术操作规程的标准执行无菌操作。

（2）对于可进食的患者，提醒其在留置尿管期间多饮水，保证 24 h 尿量 > 2000 mL。必要时遵照医嘱用 0. 02%呋喃西林冲洗膀胱。

（3）为尽快拔除尿管，需每天对患者的尿管留置情况进行评估。对于长期留置尿管的患者，普通导尿管需每周更换 1 次，硅胶导尿管需每月更换 1 次，更换时应严格按照无菌操作原则执行。

（四）非计划性拔管

1. 原因

（1）气囊内注水量过少或气囊漏气。

（2）过度牵拉导尿管而导致其被拔出。

（3）患者擅自拔出。

2. 表现

尿管完全或部分脱出体外。

3. 处理

（1）找出导尿管脱出的原因并处理。

（2）向患者说明原因并取得配合后，再次留置尿管。

（3）必要时按照医嘱给予镇静药物或约束患者的肢体。

4. 防范

（1）使用前需查看导尿气囊的状态是否完好，是否存在漏气、漏水的现象。

（2）在重点保护导尿管的同时，加强对小儿或神志不清患者的巡视，留 1 名陪护人员，以防患儿或患者擅自将导尿管拔出。

（3）护士操作时应按规范的操作流程进行，一般气囊内注水量在 5 ~ 10 mL，不要过多或过少。

（4）为防止过度牵拉尿管，提醒患者在翻身或下床活动时，应保持身体与尿管同步运动，以减轻尿管对尿道的刺激。

（5）必要时按照医嘱给予镇静药物或约束患者的肢体。

（五）尿液引流不畅

1. 原因

（1）导尿管打折、受压。

（2）尿路有结石或血块而导致堵塞。

2. 表现

无尿液从尿管引出，主要伴有下腹部胀痛。

3. 处理

首先检查导尿管是否有受压、打折的情况发生，其次查看下腹部有无尿潴留的体征，在排除无尿患者发生尿管堵塞或尿潴留等情况后，遵照医嘱使用利尿药物或加快补液；若液体无法注入尿管或注入后回抽阻力大，则需对尿管予以更换。

4. 防范

（1）保证尿管的引流通畅，避免打折、受压。

（2）告知患者学会保护尿管，以免因摩擦导致出血或血块形成。

（3）按照医嘱定时冲洗膀胱，并按要求定期更换导尿管。

（六）膀胱功能丧失

1. 原因

置管期间膀胱功能进行性退化。

2. 表现

拔管后出现尿失禁或排尿困难的现象。

3. 处理

（1）嘱咐患者多喝水，每日饮水量 > 2000 mL。

（2）指导患者进行膀胱功能的锻炼。

4. 防范

（1）在留置导尿期间，嘱咐患者多喝水，每日饮水量 > 2000 mL。

（2）患者对于长时间留置尿管的患者在拔除尿管前，需在护士的指导下进行膀胱功能的锻炼。

十、雾化吸入

（一）感染

1. 原因

（1）雾化器清洁不到位。

（2）使用广谱抗生素雾化吸入的时间较长，有可能诱发口腔真菌感染。

2. 表现

（1）全身出现炎症反应，体温上升，白细胞计数异常。

（2）口腔黏膜糜烂、出血。

（3）痰培养显示有真菌 / 细菌滋生。

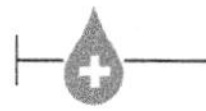

3. 处理

（1）宽慰患者及其家属，并及时更换干净的雾化吸入器。

（2）强化口腔护理。真菌感染者需按照医嘱使用2%～4%碳酸氢钠溶液漱口，使口腔呈碱性环境，以抑制真菌生长；局部可每天用2.5%制霉菌素甘油涂抹患处3～4次。

（3）根据医嘱使用抗真菌药物或抗生素。

4. 防范

（1）雾化治疗结束后，及时清洗并晾干雾化器。

（2）雾化吸入器应专人专用。

（3）对患者及其家属做相应的健康宣教，让患者学会自我观察病情。

（4）密切观察患者的体温与口腔黏膜情况。

（二）呼吸困难

1. 原因

（1）患者对雾化吸入药物产生过敏反应。

（2）雾化吸入后，黏稠的分泌物吸水膨胀，导致支气管堵塞。

（3）雾化药物的强烈刺激导致支气管痉挛。

2. 表现

雾化吸入过程中无法平卧，出现胸闷、呼吸困难、口唇及颜面发绀等症状。

3. 处理

（1）若怀疑药物过敏，应马上停止雾化吸入，并对症处理。

（2）雾化治疗过程中应选择合适的体位，如半卧位。

（3）吸氧。

（4）及时清理呼吸道分泌物。

（5）安慰患者及其家属，并指导患者进行有效咳嗽、咳痰。

4. 防范

（1）雾化吸入前详细了解患者的过敏史，做好药物的双人核对。

（2）雾化吸入前向患者告知雾化吸入的危险因素，并指导其进行有效咳痰、咳嗽，做好自我病情观察。

（3）吸入时间控制在15～20 min，雾化吸入后及时咳出痰液或多余的口腔分泌物。

（三）哮喘发作和加重

1. 原因

（1）缺氧。

（2）患者对雾化吸入药物出现过敏反应。

2. 表现

患者在雾化吸入或停止吸入的短时间内，出现口唇及面色发绀或喘息加重的症状，且听诊时双肺出现哮鸣音。

3. 处理

立即结束雾化，让患者保持半坐卧位进行吸痰、吸氧，遵照医嘱给予平喘药物，必要时进行机械通气。

4. 防范

对于哮喘持续状态的患者，不宜采用过大的湿化雾量，通常雾量保证在1.0～1.5 L/min即可；且不宜长时间雾化，以5 min为最佳。

第三章

预防与控制医院感染

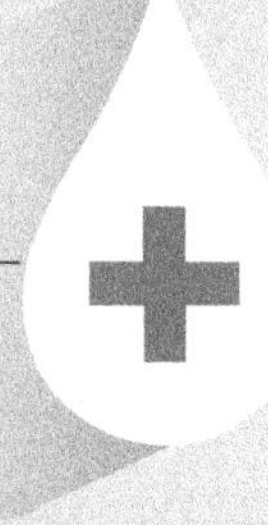

第一节　医院感染的基本知识

一、医院感染的形成

（一）感染源

1. 内源性感染源

内源性感染源指源自患者身体特定部分的微生物。

2. 外源性感染源

外源性感染源指源自个体外部的微生物，包括：①病原携带患者或已感染的患者；②动物感染源；③医源性感染源。

（二）传播途径

1. 接触传播

医院感染有两种主要的接触传播形式：①直接接触传播，是指病原体由已感染的个体不通过媒介而直接传给易感宿主的方式。②间接接触传播，是指通过媒介将病原体传给易感宿主的方式。

2. 空气传播

空气传播有 3 种形式：飞沫传播、菌尘传播、飞沫核传播。

3. 共同媒介传播

共同媒介传播包括：①饮食、饮水传播；②输血、输液传播。

4. 生物媒介传播

生物媒介传播共同媒介传播指携带病原微生物的昆虫或动物作为中间宿主向人类传播疾病。

5. 多途径传播

通过食物、空气等多种传播途径传播某些细菌，如结核杆菌等。

（三）易感人群

常见的易感人群包括产妇、婴幼儿、老年人、术后患者、接受介入性检查的治疗者、休克及免疫系统疾病的患者等。

二、医院感染的类型

（一）内源性医院感染

内源性医院感染又称为自身感染，指患者在医院中由于种种原因而受到其本身固有细菌的侵袭而感染的情况。

（二）外源性医院感染

外源性医院感染又称为交叉感染，指患者在医院中受到非自身的病原体的侵袭而感染的情况。

三、医院感染的预防与控制

目前，医院感染已经逐渐成为影响医院内人员健康的首要问题。要想控制医院感染，首先应贯彻落实以预防为主的方针；其次，各级各类医院必须设立医院感染管理委员会，在完善各项控制医院感染的管理制度的同时，提升全体人员对控制与预防医院感染的认识。控制和预防医院感染包括三大环节：一是隔离消毒；二是保证消毒灭菌的供应质量；三是合理应用抗生素。健全的医院感染组织是控制和预防医院感染的主要保障。

（一）建立三级护理管理体系

设立由医院感染管理委员会领导，以护士和专职医生为主体的医院感染监控办公室与三级护理管理体系。一级管理：病区护士长与兼职监控的护士；二级管理：专科护士长；三级管理：护理部副主任。三级护理管理体系主要负责对医院内发生感染的危险性进行评估，及时发现问题并处理。

（二）健全各项规章制度，并认真贯彻落实

1. 管理制度

管理制度包括对供应物品的消毒制度、隔离消毒制度及患者在入院、住院、出院期间的消毒制度等。

2. 监测制度

监测消毒剂的使用效果、灭菌效果和监护室、手术室、分娩室、血透室、换药室等感染高发科室。

3. 消毒质控标准

空气、医护人员的手部及物体表面的消毒等需符合医院消毒卫生标准。

（三）控制感染源，加强对易感人群的保护与管理，阻断传播途径等

严格执行消毒技术规范、隔离技术规范，切实做到控制感染源、切断传播途径、保护易感人群。

（四）加强教育，让全体工作人员能够自觉地预防与控制医院感染群

医务人员应当掌握与本职工作相关的医院感染预防与控制方面的知识，落实医院感染管理规章制度，重视职业暴露的防护。

第二节　清洁、消毒、灭菌

一、概念

（一）清洁

清洁指通过物理方法除去物体表面的尘埃、污垢及有机物，其目的并非是杀灭微生物，而是除去和减少微生物。在医院中常见的清洁方法有机械去污、去污剂去污和水洗去污。适用于对医疗护理用品、墙壁、地面和家居等物体表面的处理及对物品灭菌、消毒前的处理。

（二）消毒

消毒指通过化学或物理方法去除或消灭除芽孢外的全部病原微生物，使其数量减少并达到无害程度。

（三）灭菌

灭菌指通过化学或物理方法去除或消灭包括细菌芽孢、致病微生物和非致病微生物在内的所有微生物。灭菌处理后的物品被称为无菌物品。

二、消毒、灭菌的方法

（一）物理消毒灭菌法

1. 热力消毒灭菌法

热力消毒灭菌法指通过利用高热能对微生物的核酸、蛋白质、细胞膜和细胞壁进行破坏，进而灭活包括真菌、病毒、细菌繁殖体和细菌芽孢在内的所有微生物。

2. 光照消毒法

光照消毒法也被称为辐射消毒，指通过利用紫外线的杀菌作用，在DNA丧失转化能力、菌体蛋白质发生光解变性、菌体内的氧化酶的活性下降的同时，使空气中的氧电离产生具有极强杀菌作用的臭氧，从而使细菌死亡。

3. 电离辐射灭菌法

通过利用放射性同位素60Co发射高能 γ 射线或通过电子加速器产生的高能电子束（阴极射线）来进行辐射灭菌。

4. 微波消毒灭菌法

微波是指波长在0.001～1.000 m，频率在30～300 000 MHz的电磁波，频率高，波长短。

5. 过滤除菌

利用三级空气过滤器，选用适合的气流方式，就能去除空气中0.5～5.0 μm的尘埃，从而起到清洁空气的作用。

（二）化学消毒灭菌法

1. 化学消毒灭菌的原理

化学消毒主要通过使用化学药物来浸泡、擦涂或熏蒸物品。随着药液逐渐渗透到细菌的细胞，微生物发生代谢障碍，进而细菌的细胞膜结构被破坏或菌体蛋白凝固变性，最终其通透性被改变，导致细胞破裂、溶解，从而起到消毒灭菌的作用。

2. 化学消毒灭菌的使用原则

（1）根据物品性能和各个病原微生物的特性来选用合适的消毒剂。

（2）应熟练掌握消毒剂的使用方法、消毒时间、有效浓度等。

（3）需定期更换消毒剂，易挥发的消毒剂需加盖，并定期检测、调节浓度。

（4）首先将待消毒的物品洗净、擦干，打开物品的套盖或轴节，使其充分浸泡于消毒剂中。

3. 化学消毒剂的使用方法

（1）熏蒸法。

（2）浸泡法。

（3）擦拭法。

（4）喷雾法。

4. 医院常用的化学消毒剂

（1）高效消毒剂：过氧乙酸、戊二醛、碘酊、甲醛（37%～40%）。能消灭一切微生物，包括芽孢。

（2）中、高效消毒剂：含氯消毒剂（常见的有氯胺 T、漂白粉、漂白粉精等）。

（3）中效消毒剂：碘伏、乙醇。能杀灭结核杆菌、病毒、细菌繁殖体，无法杀灭芽孢。

（4）低效消毒剂：苯扎溴铵（新洁尔灭）、双氯苯双胍乙烷（洗必泰），能杀灭部分真菌、细菌繁殖体和亲脂性病毒，无法杀灭亲水性病毒、结核杆菌和芽孢。含氯消毒剂和碘在低浓度时属中效消毒剂，在高浓度时属高效消毒剂。

第三节　手消毒的技巧

一、洗手技巧

【目的】

洗手是为了将医务人员双手的致病微生物与污垢清除，彻底切断经手的传播的感染。除非遇到紧急情况，医务人员应认真洗手。

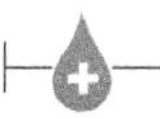

【用物】

肥皂、洗手池设备、含杀菌成分的洗手液、手纸或热气干毛巾、用来放置毛巾或手纸的器具。应保持洗手环境的宽敞与清洁。

【实施】

见表3-1。

表3-1　洗手技巧

操作步骤	要点与说明
1. 将手上的饰物、手表取下，卷袖过肘	· 防止衣物被污染或溅湿
2. 将水龙头打开，湿润双手后，用洗手液或肥皂涂抹	· 使用膝控制、脚踏式或感应式的开关
3. 揉搓双手：手掌对手掌揉搓；手掌对手背揉搓；两手指缝相对互搓；双手并扣互擦手背；拇指在掌心旋转擦洗；指尖对手掌擦洗（图3-1）	· 保证双手的每一个部位都能被清洗到，每个步骤重复3次，注意指缝、拇指、指尖和关节的清洗
4. 揉搓手腕和腕上10 cm处，双手交替揉搓	· 由下向上搓洗
5. 使用流水清洗双手	· 冲洗干净双手及腕上的肥皂泡沫
6. 将水龙头关闭，随后于干手机下将双手烘干或用毛巾和手纸巾擦干双手	—

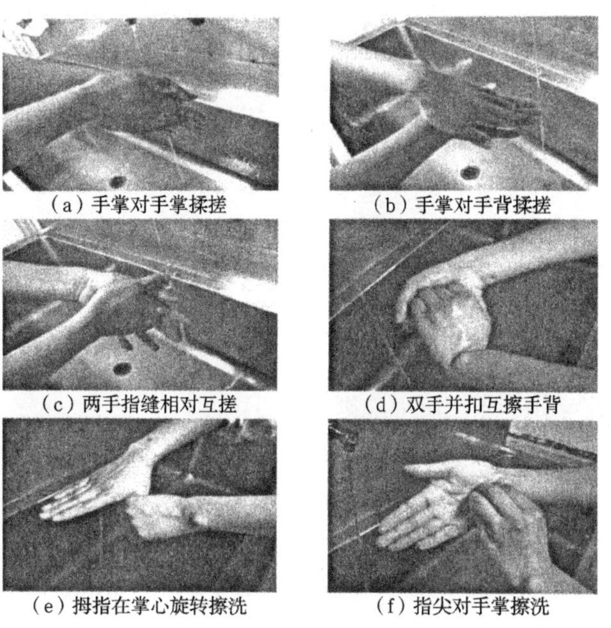

（a）手掌对手掌揉搓　（b）手掌对手背揉搓

（c）两手指缝相对互搓　（d）双手并扣互擦手背

（e）拇指在掌心旋转擦洗　（f）指尖对手掌擦洗

图3-1　六步洗手法

【注意事项】

（1）最好选用脚踏式、感应式或用膝、肘控制开关的水龙头，打开水龙头后调到合适的水流速度，以避免因水流过大而溅湿工作服。

（2）双手揉搓的时间最好不要少于 2 min，注意将指缝、指尖、指关节、拇指等处充分清洗干净。若有必要，可再重复清洗一次。

（3）用流水冲洗双手时，若为内科洗手法则双手位置必须比肘部低。

二、刷手技巧

【目的】

刷手的目的有二：一是降低发生交叉感染与感染的概率；二是避免清洁物品被污染。

【用物】

消毒液、洗手设备。消毒过的手刷，干燥、清洁的小毛巾。

【实施】

见表 3-2。

表 3-2　刷手的技巧

操作步骤	要点与说明
1. 使用刷子蘸取洗手液后，刷洗手指、手背、手掌、指甲、指缝、前臂和腕部	· 按顺序刷洗，避免遗漏。刷洗范围应大于被污染的范围
2. 刷 30 s 之后，流水将泡沫冲净，污水应从前臂向指尖流；另一只手用相同方法，重复两次，共 2 min	—
3. 从上到下用小毛巾擦干双手的消毒法	—

【注意事项】

（1）应每天消毒手刷，若用肥皂液则需每日更换。

（2）避免刷手时将水溅到身上及避免水池被隔离衣污染。

（3）在操作中应保证水龙头的清洁。

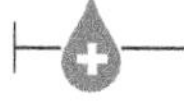

第四节　无菌技术

一、无菌技术的基本概念和原则

（一）基本概念

（1）无菌物品：指通过化学或物理方法灭菌之后没有被污染的物品。

（2）非无菌物品：指没有经过灭菌处理或经过灭菌处理之后被污染的物品。

（3）无菌区：指通过化学或物理方法灭菌之后没有被污染的区域。

（4）非无菌区：指没有经过灭菌处理或经过灭菌处理之后被污染的区域。

（二）无菌技术操作原则

（1）应保持宽敞、干净的无菌操作环境。

（2）在无菌技术操作前，需要保证工作人员的穿戴整洁，须用口罩遮盖住口鼻，用帽子遮盖住头发。

（3）无菌物品与非无菌物品必须分别放置，并标上明确的标志。

（4）在进行无菌技术操作的过程中，应明确区分无菌区与非无菌区。

（5）应采用无菌持物钳来取用无菌物品，当无菌物品被取出之后就不能再次将其放回到无菌容器中。

二、无菌技术的基本操作技巧

（一）无菌持物钳（镊）的使用技巧

【目的】

用于传递或取放无菌物品。

【用物】

无菌持物钳（镊）与无菌浸泡罐（图3-2）。

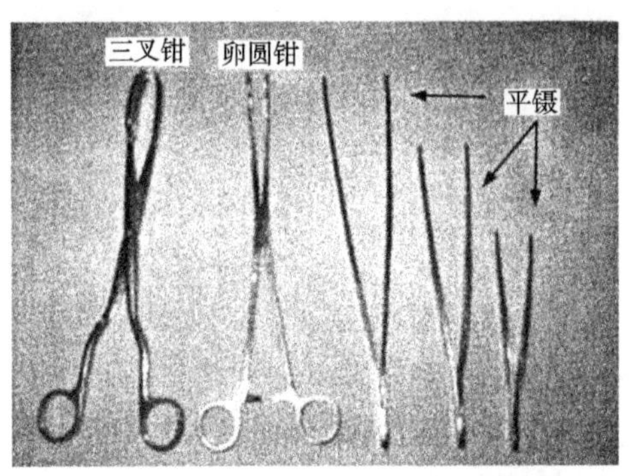

图 3-2　无菌持物钳（镊）的种类

【实施】

见表 3-3。

表 3-3　无菌持物钳（镊）的使用技巧

操作步骤	要点与说明
1. 环境宽敞干净；洗手，佩戴口罩；查看有效期	—
2. 打开浸泡着无菌持物钳（镊）容器的盖子	· 不能直接从盖孔中取出无菌持物钳（镊）
3. 将无菌持物钳（镊）移动到容器的中央，闭合钳端后再垂直取出（图 3-3）	· 不要让无菌持物钳（镊）碰到容器口的边缘和容器内液体以上的内壁，防止被污染
4. 使用过程中应确保钳（镊）端始终朝下	· 不可将钳（镊）端倒转朝上，避免持物钳（镊）被倒流的消毒液污染
5. 使用结束时，闭合钳端后将其垂直放到容器内，再打开轴节（图 3-4）	· 使消毒液与轴节能够充分接触
6. 将容器的盖子盖好	—

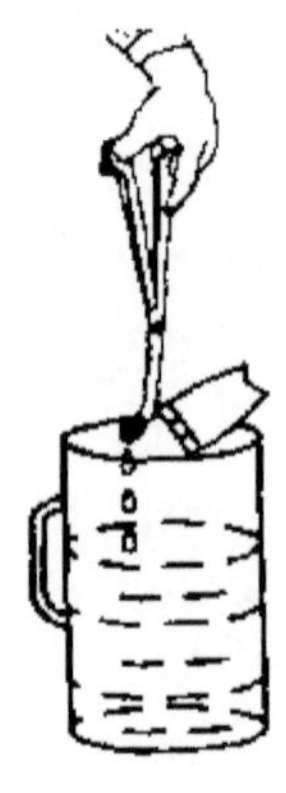

图 3-3　取出无菌持物钳的方法

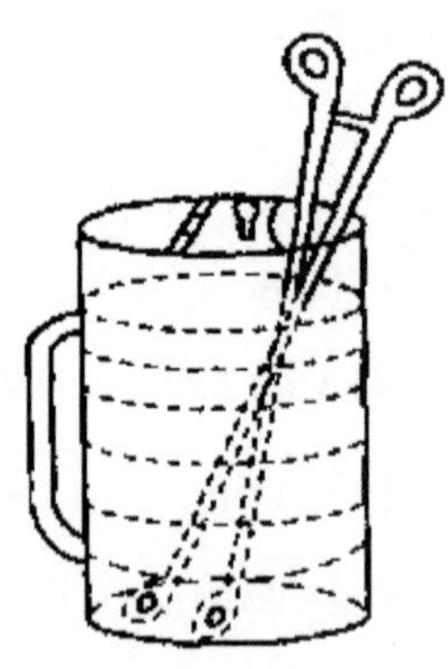

图 3-4　无菌持物钳的浸泡保存法

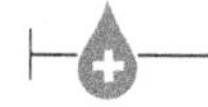

【注意事项】

（1）使用过程中应手持镊子上1/3处或上端的两个圆环。

（2）注意取放时保持钳（镊）端闭合并朝下，防止无菌部分被倒流的消毒液污染。切勿甩动持物钳（镊），只可将其在持物者胸部高度的位置上来回移动。

（3）在取出远处的无菌物品时，为避免无菌持物钳（镊）因长时间暴露在空气中而被污染，应将无菌物品连其容器一同搬移，以便随时取出使用。

（4）一般每周将无菌持物钳（镊）和它的浸泡容器一起清洁、消毒一次，对于换药室等使用频繁的科室，则应每日杀菌消毒并更换消毒液。

（5）在消毒皮肤或换药时切勿使用无菌持物钳（镊），避免污染。

（二）无菌容器的使用技巧

【目的】

为了放置无菌物品且让其保持无菌状态。

【准备】

宽敞、干净的环境。无菌盒（或罐盘贮槽等）。

【实施】

见表3-4。

表3-4 无菌容器的使用技巧

操作步骤	要点与说明
1. 干净、宽敞的环境；操作者需洗手并佩戴好口罩，查看无菌容器的标志和灭菌日期	· 在有效期之内
2. 从无菌容器内取出物品之前，应先将盖子拿起并平移，使其远离容器，再将其内面朝上拿在手里或放置在稳妥处（图3-5）	· 手不可在拿盖子的时候触碰到盖的边缘与内面，且盖子不可在无菌容器的上方旋转，以免污染
3. 使用无菌持物钳来夹取容器中的物品	· 不能直接用手拿取容器中物品
4. 取物之后，马上反转盖子，使其内面朝下，并从一侧向另一侧或由近向远地盖好盖子	· 防止容器内的物品暴露时间过长
5. 整理用物	—

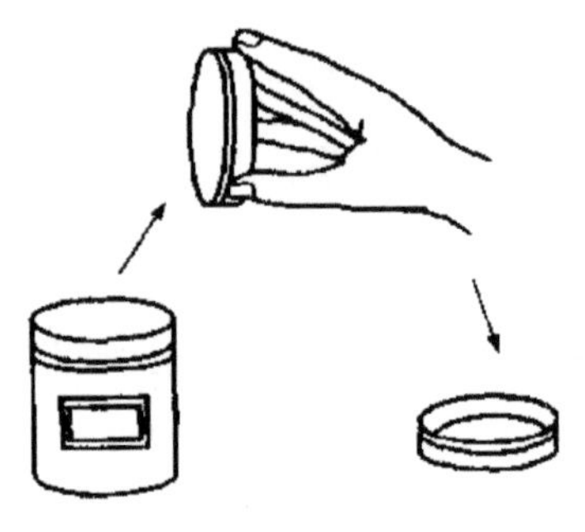

图 3-5 打开无菌容器

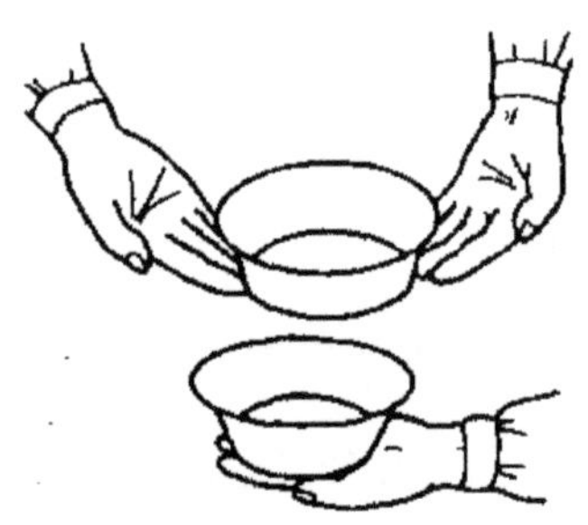

图 3-6 手持无菌容器

【注意事项】

（1）应在无菌容器的上面贴上醒目的标签并注明其内部物品的名称。

（2）在无菌容器内浸泡消毒的物品时，应在容器上标注好浸入物品的时间。

（3）必须使用无菌持物器械来夹取无菌容器中的无菌物品。使用无菌持物钳取出物品时，物品与持物钳切勿触碰到容器的边缘；在物品取出后需立即将无菌容器盖严。

（4）移动无菌容器时，要用手托住无菌容器的底部（图 3-6）。

（三）无菌包的使用技巧

【目的】

为了确保无菌包内的物品始终保持无菌状态。

【准备】

手前包布（选用没有脱脂、质厚、致密的双层纯棉）、无菌持物钳、包内物品（如器械、敷料或治疗巾）、标签、记录笔、化学指示胶带。宽敞、干净的环境与干燥清洁的治疗桌。

【注意事项】

（1）应正确包扎无菌包，保持松紧适度。

（2）开包与关包时，不可污染无菌物品与包布的内面。

（3）需准确记录开包的日期与时间。

（4）使用两块包布包扎时要求外层的包布各边比内层的包布各边宽 10 cm，此方法常用于各种产包和手术包中。

（四）取用无菌溶液的技巧

【目的】

使无菌溶液保持无菌状态，为治疗提供保障。

【准备】

（1）治疗盘中应准备棉签、70%乙醇溶液、弯盘、启瓶器、记录笔、无菌治疗碗。

（2）治疗桌上应准备无菌持物钳、无菌溶液（瓶装）和无菌容器（内装敷料）。

（3）保持宽敞、干净、安全的操作环境。

【注意事项】

（1）取用无菌溶液时，先将瓶口擦拭干净，再对标签上的灭菌日期和药名进行核对，并查看密封瓶瓶口的包装有无松动。

（2）查看溶液质量的时候应将瓶体倒转，并将其对光检查。

（3）在翻转瓶塞的时候，双手切勿触碰到瓶口和瓶盖的中间部位。

（4）倾倒溶液的时候，瓶口切勿碰到无菌容器。

（5）不可将倒出后的溶液再次倒入瓶内，物品不能伸进瓶中直接蘸取溶液。

（五）铺无菌盘的技巧

【目的】

铺无菌盘是为了在形成的无菌区内摆放无菌物品，以用于治疗与护理中。

【用物】

在无菌容器中放置治疗盘、无菌包（内有无菌治疗巾）、无菌持物钳，无菌容器中装有无菌物品（如敷料）、标签、记录笔、弯盘。

【注意事项】

（1）若无法立即使用准备好的无菌盘，需标注铺盘的时间并在 4 h 之内使用。

（2）若无菌液体打湿了无菌盘中的无菌巾，无菌巾将无法继续作为无菌物品使用。

（3）操作过程中，身体切勿越过无菌区域，无菌盘与身体和非无菌物品之间应保持适当距离。

（六）戴、脱无菌手套的技巧

【目的】

（1）操作者在进行某些医疗护理工作时需佩戴无菌手套，以保证无菌效果。

（2）在需要接触患者的血液或身体时，为了自我保护，应佩戴好手套。

【准备】

指甲剪、弯盘、适合的无菌手套。宽敞、干净的环境和洗手设备等。

【实施】

见表3-5。

表3-5　戴、脱无菌手套的技巧

操作步骤	要点与说明
1. 护士需洗手、佩戴口罩、剪指甲、将物品备齐，衣着整洁	· 根据情况修剪指甲以防将手套刺破
2. 检查灭菌日期、手套号码、灭菌效果	· 手套要选择合适的
3. 无菌手套包打开后，在治疗桌上铺开	—
4. 将滑石粉取出并涂抹于手上	· 为避免滑石粉落在手套上面，应把使用后的滑石粉包放在弯盘中
5. 佩戴手套 ▲单只手套取戴法（图3-7） ▲双只手套取戴法（图3-8）	· 不可用已佩戴手套的手触碰未佩戴手套的手和另一只手套的内侧，没有佩戴手套的手不能触碰手套的外侧 · 佩戴好手套的手应一直保持在腰部以上的高度
6. 手套贴合手指，手套的翻边应在衣袖外	—
7. 操作完毕，用流动水冲净手套上的污迹	—
8. 从手套腕部外面脱下，脱下手套的手插进另一只手套内，翻转脱下（图3-9）	· 操作中若发现手套出现破损应立即更换
9. 将使用后的手套浸泡于消毒液中，清洗双手	· 切勿强行拉扯手套，手指切勿触碰手套的外侧
10. 整理用物	—

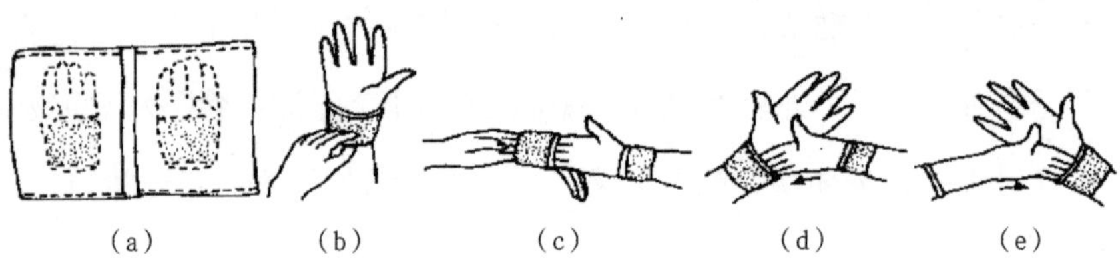

图3-7　单只手套取戴法

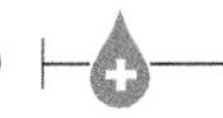

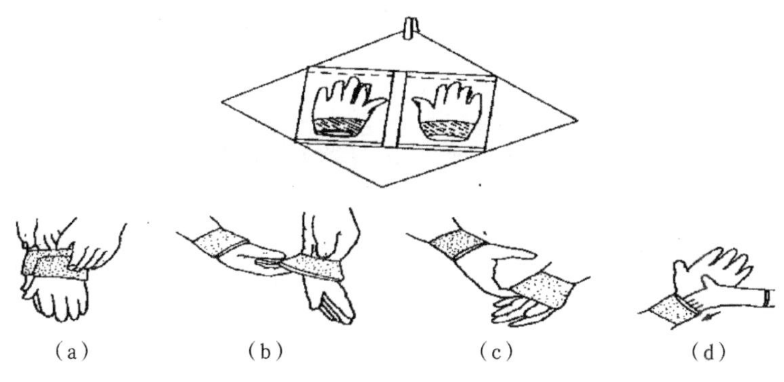

(a)　(b)　(c)　(d)

图 3-8　双只手套取戴法

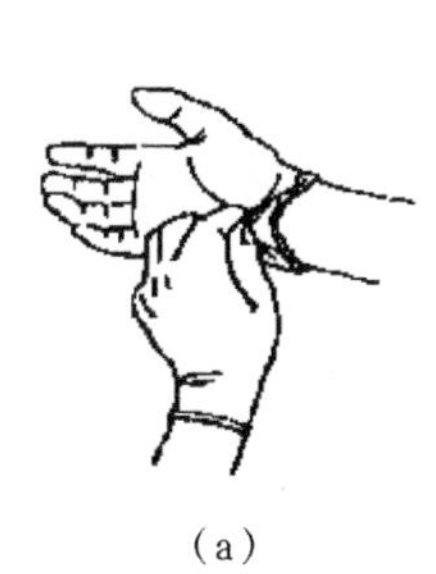

(a)

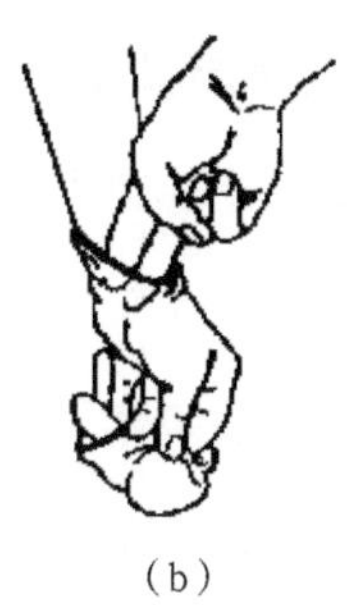

(b)

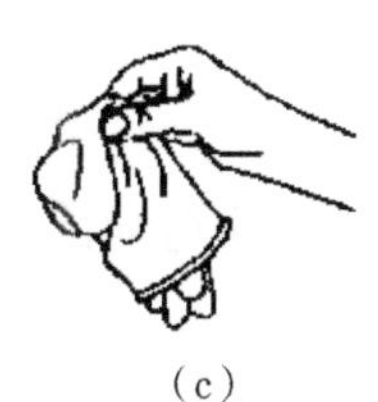

(c)

图 3-9　脱手套的方法

【注意事项】

（1）手套戴好之后，若发现有破损，需立即更换。

（2）手套戴好之后，双手应保持在肩以下、腰以上的范围内活动，不要下垂。

（3）手套戴好之后，双手切勿触碰非无菌物品，操作过程中若发现手套被污染或疑似被污染需马上更换手套。

第五节　隔离技术

一、隔离技术的基本知识

隔离是指在指定区域内安置传染病患者和高度易感人群，使其暂时不要接触周围人群，从而达到控制传染源、保护易感人群及切断传播途径的目的。

隔离技术是简单、直接且有效地控制感染发生的重要手段，它主要包括保护性衣物、设备的处理及污染物的双层包装等。

可将隔离分为保护性隔离与传染病隔离两类。传染病隔离是指隔离传染病患者，暂时将病原携带者、可疑传染病患者和传染期的患者与一般人群分开并将其控制在规定区域内，以降低传播概率、缩小污染范围，便于集中消毒、处理污染物。保护性隔离则是指隔离免疫力极低的易感人群，将患者与全部微生物隔绝，以免患者接触后被感染。

（一）传染病区隔离单位的设置

1. 以患者为隔离单位

患者之间、不同病种之间都要分开隔离，每位患者都应拥有独立的用具和病房。

2. 以病室为隔离单位

可将同一病种的患者分配到相同病室中，若病原体不同，则需要分室收治。而那些还没有被确诊的、出现混合感染的危重症患者或有强传染性的患者则应被安排到单独的隔离室中。

（二）工作区域的划分及隔离要求

1. 清洁区

清洁区指患者没有接触过或没有被病原微生物污染过的区域。如治疗室、值班室、医护办公室、更衣室、配餐室等场地，以及除病区外的其他区域，如营养室、药房、食堂等。

隔离要求：患者与患者触碰过的物品禁止进入清洁区域。工作人员在与患者接触之后，需将鞋子和隔离衣脱掉后才能进入清洁区。

2. 半污染区

半污染区指病原微生物可能污染过的区域，如检验室、走廊等。

隔离要求：患者或身穿隔离衣的工作人员穿过走廊时，不可接触家具、墙壁等。要把各类检验标本放置在规定的存放架或盘中，检验结束的标本与容器须分别按要求进行严格处理。

3. 污染区

污染区指患者间接或直接接触过的区域，如洗手间、病房等。

隔离要求：不可将没有消毒处理过的污染区物品带到其他地方。工作人员进入污染区之前，必须身穿隔离衣、佩戴好帽子与口罩，必要时换上隔离鞋。离开污染区之前需脱下鞋子与隔离衣，并消毒双手。

二、隔离原则

（一）一般隔离原则

（1）在病房与病室门前应按照隔离种类悬挂隔离标志，并在门口放置消毒液浸湿的脚垫，门外放置用于悬挂隔离衣的架子，备好洗手或刷手设备、消毒液、避污纸和毛巾。

（2）工作人员在进入隔离室之前，应按照规定穿好隔离衣，佩戴好帽子与口罩，并且只可在规定范围内活动。

（3）护理人员穿好隔离衣走进隔离室之前，必须将所需物品一一备齐，集中执行各项护理操作，从而降低刷手与穿脱隔离衣的频率。

（4）凡掉落在地上或患者触碰过的物品均被视为污染物品，经过消毒处理后其他人才能使用。

（5）可每日用消毒液喷雾或紫外线照射来消毒病室，并在护理结束后，使用消毒液对床和床旁的桌椅进行擦拭。

（二）终末消毒处理

1. 患者的终末处理

患者转科或出院前须淋浴、更换干净的衣服，个人用物经过消毒后可带走。若患者死亡，必须使用消毒液对尸体进行护理，并用浸透消毒液的棉球将鼻、口、耳、肛门、阴道等孔道填塞，若有伤口则需先更换敷料，再用一次性尸单将尸体包裹起来。

2. 病室的终末处理

将病室门窗关闭、铺开棉被、打开床旁桌、竖起床垫，随后采用紫外线照射或用消毒液熏蒸的方法消毒。须将被褥放到日光下暴晒 6 h 或送至熏蒸室消毒。房间被紫外线照射或被消毒液熏蒸后应将门窗打开通风，再使用消毒液将地面、家具擦拭干净。

三、隔离的种类及措施

（一）严密隔离

（1）设立专用的隔离室，病原体相同的感染者可以居住在同一房间。

（2）进入病室之前，必须穿好隔离衣与隔离鞋，佩戴好帽子与口罩，必要时佩戴手套。

（3）应按照消毒隔离的措施严格处理患者的排泄物、分泌物和呕吐物。

（4）每天一次通过喷洒消毒液或紫外线照射对室内的地面和空气进行消毒。

（5）进入隔离室探视前，必须首先征得护士与医生的同意，同时按照相应的隔离措施进行准备。

（二）呼吸道隔离

（1）患者应单人单间，病原体相同的感染者可同室居住，隔离病室应尽量远离其他病室。

（2）须将与过道相通的门窗全部关闭，患者走出病室时应佩戴口罩。

（3）进入病室前工作人员需佩戴口罩，口罩保持干燥，必要情况下穿隔离衣。

（4）对患者及其家属进行健康教育，陪护人应严格遵守医院的隔离制度。

（三）肠道隔离

（1）病种相同的患者可同居一室。当条件有限、不同病种同室居住时，必须做好床边隔离，并在每个病床上做好隔离标记，患者之间禁止相互交换物品。

（2）与不同病种的患者接触时需换隔离衣，佩戴好手套后再接触污染物。

（3）应在病室内装上防蝇设备，做到无鼠、无蟑螂。

（4）物品被粪便污染后应立即装袋，做好标记之后及时焚烧或消毒处理。

（四）接触隔离

（1）应让患者居住在单人病房。

（2）与患者接触时应穿好隔离衣，佩戴好口罩、帽子和手套。

（3）所有被患者接触过的物品，如换药器械、衣物、被单等均先进行消毒，随后再灭菌、清洁、消毒。

（五）血液－体液隔离

（1）病原体相同的感染者可在同一病房隔离，必要时单间隔离。

（2）工作服可能被体液或血液污染时，须身穿隔离衣。若需要接触体液或血液，需佩戴好手套。同时为避免血液飞溅导致交叉感染，可佩戴护目镜。

（3）与患者接触前后都要洗手，避免被注射针头等利器刺破。若手被体液、血液污染或可能被污染，应马上用消毒液清洁双手，并预防性地使用药物。

（4）若室内物体的表面被体液或血液污染，应马上用消毒液喷洒或擦拭。

（5）应对探视和陪护人员采取对应的隔离措施。

（六）昆虫隔离

（1）乙型脑炎与疟疾主要通过蚊子传播，所以应在病室中配备严密的防蚊设施，如蚊帐等。

（2）回归热和斑疹伤寒主要通过虱类传播，所以务必在患者入院前，对其进行彻底地清洗、更衣和灭虱，之后才能入住同种病室。衣物也应经过灭虱处理后再穿。

（七）保护性隔离

（1）设立专用的隔离室，为患者提供单间隔离病室。

（2）进入病室前应将灭菌处理后的隔离衣、帽子、手套、口罩和拖鞋穿戴好。

（3）与患者接触的前后及护理其他患者之前都应严格洗手。

（4）咽部带菌或有呼吸道疾病的患者及工作人员都应禁止进入隔离区。

（5）不可将没有经过消毒处理的物品带进隔离区。

（6）对病室内的空气、家居、地面等进行严格消毒和换气通风。

（7）应对探视者采取对应的隔离措施。

四、隔离技术操作技巧

(一)口罩、帽子的使用技巧

【目的】

口罩是用来保护工作人员与患者的，它可以避免清洁或无菌物品被飞沫污染，从而防止交叉感染。帽子则是为了防止清洁或无菌物品被工作人员的头发或头屑污染。

【准备】

隔物袋、帽子、口罩。宽敞、干净的环境。

【实施】

见表3-6。

表3-6 口罩、帽子的使用技巧

操作步骤	要点与说明
1. 佩戴帽子、口罩（图3-10）	· 应在佩戴口罩之前洗手
2. 取下帽子、口罩	· 勤换口罩与帽子，保持干净

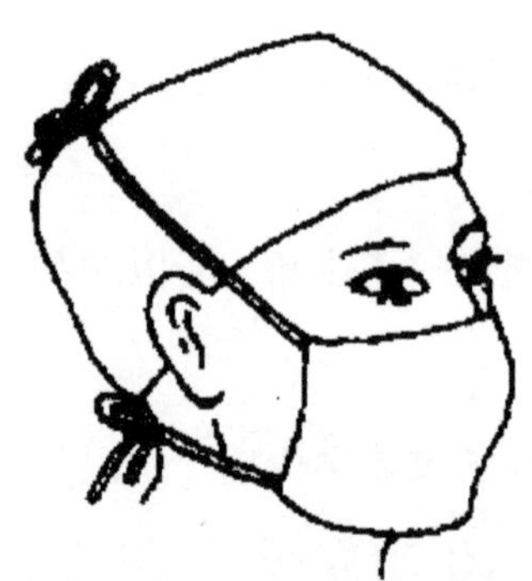

图3-10 口罩、帽子的戴法

【注意事项】

(1)佩戴好口罩之后，禁止用污染的双手触碰口罩。

(2)应勤换、勤洗帽子与口罩，使之保持干净。纱布口罩应在使用4～8 h后更换。

(二)使用避污纸的技巧

通常将避污纸放于病室门口。避污纸是在简单操作过程中用于保护物品或双手不被污染的。取用时要从纸张的页面外侧抓取，不可将其掀开撕取(图3-11)。使用完毕后需立即丢进污物桶中，并对其进行集中焚烧处理。避污纸在使用前与使用中应保持清洁，

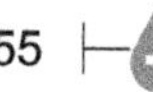

避免交叉感染。

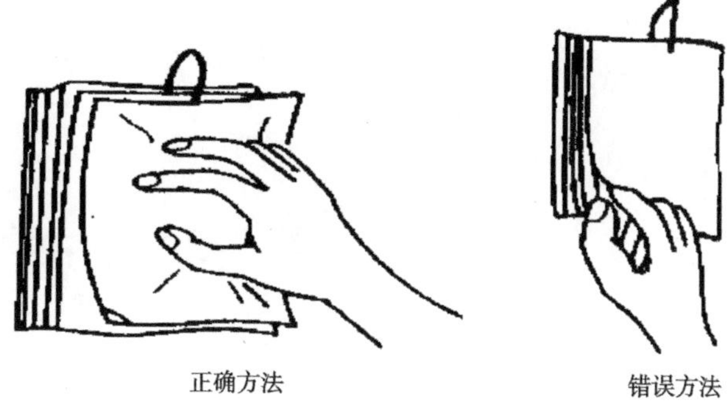

图 3-11 取避污纸法

（三）穿、脱隔离衣的技巧

【目的】

为了保护患者与工作人员，避免交叉感染。

【用物】

洗手及刷手设备、隔离衣。

【实施】

见图 3-12 和图 3-13。

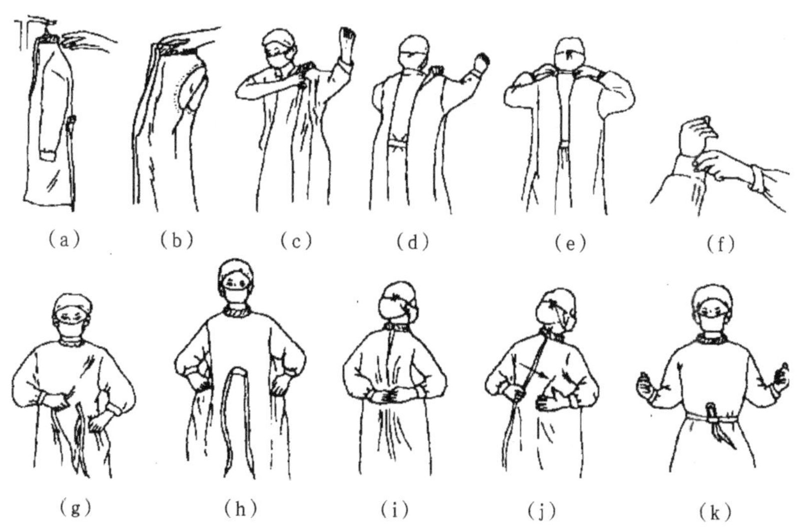

图 3-12 穿隔离衣的方法

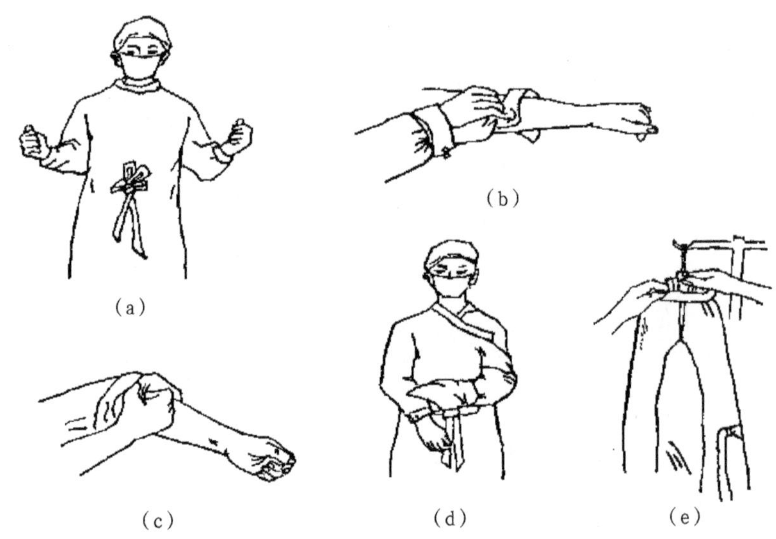

图 3-13 脱隔离衣的方法

【注意事项】

（1）应在穿隔离衣之前将操作所需的物品都准备好。

（2）隔离衣穿好之后，只可在规定的区域内活动，切勿进入清洁区域。

（3）洗手过程中，避免洗手设备被隔离衣污染。

（4）需每天更换隔离衣，若被污染或有潮湿，应马上更换。

第四章

血液透析技术及护理

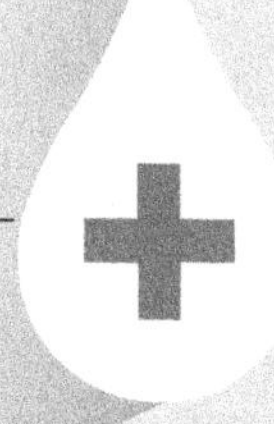

第一节　血液透析概述

一、血液透析发展史

“透析（dialysis）”这个概念是在19世纪由苏格兰化学家Thomas Graham首次提出的。1912年，在美国Johns Hopkins医学院的John Abel与其同事一起，第一次在活体动物身上做了弥散试验，紧接着，在第二年他们便用火棉胶制成了管状透析器，并把它取名为人工肾。此后，人工肾随着人类科学技术的不断进步有了很大的突破与进展。20世纪30年代后期，转鼓式人工肾由荷兰学者Kolff最先研制成功并用于急性肾衰竭患者的治疗，这也成为历史上首个通过人工肾救活肾衰竭患者的成功案例。随后，不论是在二战期间加拿大学者研制成功的第一台蟠管型人工肾，还是1960年来自挪威的Kill在3块聚丙烯之间放置4层赛璐酚膜后成功研制出的平板型透析器，都在不断推动着人工肾的发展与普及。1967年，Lipps把醋酸纤维拉成直径为200 μm的空心纤维，并将8000～10 000根空心纤维装在一个硬壳内，空心纤维透析器就这样诞生了，这样形成的空心纤维透析器不仅体积小，更有着除水能力强、清除率高的优点。至今，已经有200多种类型的透析器问世，这使血液透析的效果得到了显著提高。

1960年由美国Dillard等提出的动静脉外分流术成功解决了血液透析患者存在的血管通路问题。1964年醋酸盐透析液的诞生又解决了透析液沉淀的问题；加上同年发明出的血液与透析液的监视系统和浓缩透析液的配比稀释体系，使人工肾相关技术日趋完善。随着电子技术的发展，电脑成为控制各种系统的主要工具，这使监视系统变得更加安全、可靠、准确和简单。

在我国，人工肾的研究起步较晚，甚至曾在20世纪60年代中止过一段时间，直至20世纪70年代后期才快速发展，TX-23、TX-24透析机和LX-1血液滤过机被相继研制出来，我国的血液净化事业也开始迅猛发展。到了20世纪80年代，中空纤维透析

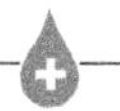

器开始进入我国市场，当时国内已经生产出了多种膜材料的透析器，如聚砜膜透析器、滤过器和血仿膜，而中空纤维透析器的引进使我国的透析器生产有了更大的进展，同时血浆分离器的问世更标志着我国生产的透析器已达到了更高的水准。我国经历了从引进反渗水处理系统到自行研发出良好的反渗系统的过程，且自行研发的反渗系统的水质也达到了国外透析用水的标准，良好的国产设备的出现为我国透析技术的发展提供了保障。如今，很多国内医疗单位在开展维持性透析的同时，还开展了免疫吸附、血液滤过、血液透析滤过、血液灌流、血浆置换、人工肝、持续性肾脏替代治疗等血液净化技术，这充分说明了我国的血液净化水平已处于国际先进行列。

二、血液透析原理

所谓透析，就是一种溶质与另一种溶质通过半透膜进行交换的过程。半透膜则是一张拥有许多小孔的薄膜，通过将膜的孔隙大小控制在一定范围内，使膜双侧溶液中的小分子溶质与水分子能够通过膜孔交换，而大分子溶质无法通过。位于半透膜两侧的液体溶质浓度存在梯度差，或与其他溶质在一起后渗透浓度变得不同，使溶质通过半透膜从高浓度一侧移动到低浓度一侧（弥散作用），水分子则从低浓度一侧渗透到高浓度一侧，最后达到动态平衡。当透析器引入血液后，血液的代谢产物如肌酐、尿素、胍类、过多的电解质、小分子物质等能够通过透析膜向透析液中弥散，而透析液中包含的机体所需物质如电解质、葡萄糖、碳酸氢根等进入血液，从而达到纠正水电解质紊乱和酸碱平衡失调，以及清除体内代谢废物的目的。

（一）弥散

所有溶质都是从高浓度向低浓度活动的，这种依靠浓度梯度差来转运的方式被称作弥散，它主要用于清除溶质。会对弥散产生影响的因素有透析液和血液流速、溶质的浓度梯度、膜的阻力，以及溶质的分子量等。

1. 溶质的浓度梯度

分子的随机运动便是弥散。分子的浓度影响着它撞击透析膜的频率，若它撞到膜上大小合适的膜孔，它便会从膜一侧向另一侧流动。例如，血液中某一溶质的浓度为100 mmol/L，而在透析液中浓度仅为1 mmol/L，则该溶质在血液中的撞击频率会明显高于透析液中的撞击频率，最终溶质便会从血液向透析液弥散。浓度梯度差越大，跨膜运转量也越大。

2. 溶质的分子量

溶质的运动速度和它的分子量及体积的大小成反比，运动速度随着分子量的增大而减慢。所以溶质分子量越小时，不仅运动速度更快、撞击膜的频率更高，跨膜弥散速率也更高。而大分子量的溶质则因运动速度的减慢，导致撞击膜的机会减少，所以即使该溶质与膜孔的大小相符，也很难甚至完全无法通过半透膜。

3. 膜的阻力

膜的厚度、面积、结构、电荷与孔径大小等因素决定了膜的阻力。膜两侧的有效浓度梯度会因膜两侧的滞留液体层而降低，进而对溶质弥散产生影响。血液流速、透析液和透析器的设计都会对液体层的厚度产生影响。

4. 透析液和血液流速

透析液与血液流速的增加可以更大限度地维持溶质浓度的梯度差，从而使滞留液体层的厚度降低，膜的阻力也随之降低。通常情况下，若透析液流速是血液流速的 2 倍，则最利于排出溶质。当透析液与血液在血液透析中逆向活动时，浓度梯度是最大的；若二者同方向流动，则其清除率将降低 10%。

（二）超滤

超滤也被称为对流，是指在压力梯度的作用下液体通过半透膜的运动。它也是溶质通过半透膜转运的第二种机制。位于透析膜两侧的静水压及渗透压所形成的梯度决定了超滤的驱动力大小。水在渗透压与静水压的强迫下通过半透膜时，大分子的溶质维持不变，但与原溶液浓度相同的小分子溶质则随着水一同穿过半透膜后被清除。筛选系数是反映超滤时溶质能够被滤过膜清除的指标，是某溶质在超滤液中的浓度除以它在血中的浓度后的数值。所以主要有两个因素决定着超滤清除溶质的效果，即膜对溶质的筛选系数与超滤率。会对超滤产生影响的因素包括以下四种。

1. 膜的特性

膜的温度、性质、湿度；膜孔在消毒后会皱缩。

2. 血液成分

血液黏滞度、血浆蛋白浓度及血细胞比容。

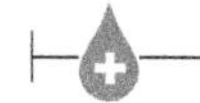

3. 液体动力学

膜表面的速度梯度或切变力。

4. 温度

超滤率与血液滤过或血液透析时的温度（临床允许的范围之内）呈直线关系。

（三）水分清除

在血液滤过或血液透析的治疗过程中潴留于体内的水分需要在透析时被清除。透析时水分转运和清除的动力来自于透析膜两侧的静水压梯度与渗透压梯度。影响水分清除的因素如下。

1. 跨膜压

跨膜压，指的是膜两侧的压力差，是透析液侧负压与透析器血液侧正压之和。透析器血液侧压力是正压，压力为 50 ~ 100 mmHg，当血流出现阻塞或有很大血流量的时候，压力最高可达 250 mmHg；而透析液侧压力则常常是负压。当跨膜压≥ 500 mmHg 时可能会出现破膜。

2. 透析器的超滤系数

超滤系数的定义是在每毫米汞柱每小时的跨膜压之下，通过透析膜的液体的毫升数。衡量透析膜对水的通透性能的一个重要指标就是超滤系数。在透析器上标注的超滤系数为实验数值，体内实测数值则常常比实验数值低 5% ~ 30%。另外，血细胞比容与血浆蛋白浓度都会对超滤产生影响，而透析器的部分凝血也会对超滤量产生影响。

三、血液透析的适应证及禁忌证

血液透析是一项有效且安全的治疗技术，是一种常用的肾脏替代疗法，它通过利用超滤、弥散和对流原理去除血液中过多的水分与有害物质，同时也可用于治疗毒物或药物中毒等。

应由具有资质的肾脏专科医生来决定是否需要对患者进行血液透析治疗，同时负责筛选患者并确定治疗方案等。

（一）适应证

（1）终末期肾脏病。

透析指征：糖尿病肾病患者的肾小球滤过率为 eGFR < 15 mL/（min · 1.73 m^2）；

非糖尿病肾病患者的肾小球滤过率为 eGFR < 10 mL/(min·1.73 m^2)。在出现下列症状时，可根据实际情况提前进行透析治疗：经过药物治疗后仍无法有效控制、出现严重的并发症、血容量过多（顽固性高血压、急性心力衰竭）、高磷血症、高钾血症、贫血、体重显著下降、营养状态恶化和代谢性酸中毒等。

（2）急性的肾损伤。

（3）出现毒物或药物中毒。

（4）出现水、电解质与酸碱平衡的严重紊乱。

（5）其他，如低体温、严重高热等。

（二）禁忌证

没有绝对的禁忌证，但在下列情况中应谨慎使用。

（1）颅内压增高或颅内出血。

（2）严重的难以通过药物纠正的休克。

（3）伴有难治性心力衰竭的严重心肌病。

（4）活动性出血。

（5）因精神障碍而无法配合血液透析的治疗。

四、血液透析设备

（一）透析器

透析膜及其支撑结构共同组成了透析器，作用是替代肾脏功能。透析器的主要组成部分是透析膜，它将透析液与血液分隔在膜的两侧。透析时，二者在膜的两侧反方向流动，溶质与水就是通过半透膜孔交换的。透析的治疗效果取决于透析器性能，同时也是制定血液透析治疗方案的重要参考因素。

1. 透析器类型

透析器的特性包括工作特性与设计特性两部分。工作特性是指水与不同溶质的转运率；设计特性包括透析液室与血室的预充量、透析器构型、生物相容性和膜的类型。按照透析器的不同标准来分类，可分为以下几种。

（1）按照构型，可将透析器分为平板型、空心纤维型与管型。目前空心纤维型是最常

用的透析器。数以千计的薄壁空心纤维共同构成了空心纤维型透析器，其壁厚约为10 μm，纤维内径约为200 μm，在透析器两端坚硬的柱状的聚氨酯罐体中，空心纤维被紧紧地捆扎成束，血液从空心纤维内流动，而透析液从纤维外反向流动。

（2）根据膜材料的不同将透析器分成4类。①再生纤维素膜透析器：包括铜氨纤维与铜仿膜透析器。在纤维素的表面存在游离羟基团，生物相容性较差，能和血液成分发生反应。②醋酸纤维素膜透析器：在膜形成之前，纤维素被乙酰化，进而提高了膜的性能和生物相容性。③替代纤维素膜透析器：血仿膜可替代的铜仿膜，它表面的游离羟基团覆盖着第三级氨化合物，生物相容性较好。④合成纤维膜透析器：包括聚砜、聚碳酸酯、聚丙烯腈、聚酰胺、聚乙烯醇和聚甲基丙烯酸甲酯透析器。它们的超滤系数和转运系数较高，有较好的生物相容性。

（3）可将透析器按照超滤系数的不同分成2类。高通量透析器的超滤系数 > 40 mL/（h · mmHg）；低通量透析器的超滤系数 < 15 mL/（h · mmHg）；有报道称，低通与高通之间的透析器可被称为中通。高通量透析器可以清除绝大多数的中分子量物质、大分子量的 β2 微球蛋白及其他的大分子物质。

2. 透析器的选择

决定血液透析方案的基本因素就是选择透析器。透析器的选择应主要考虑以下6个方面。

（1）膜材料：目前透析器的膜材料中最常用的有醋酸纤维素、聚丙烯腈、聚砜和聚醚砜。需注意的是：①合成膜与纤维素膜是有低通量与高通量区别的。②不要认为所有的合成膜都是一样的，同样也不要把所有的纤维素膜都看作是相同的。③各种合成膜或者纤维素膜之间的生物相容性可以是不同的。

（2）透析膜的生物相容性：作为异体物质，透析膜可能会在患者身上出现一系列的反应。主要有两个方面：第一方面为血 – 膜反应，通过激活血细胞与血浆蛋白而出现一系列亚临床与临床的表现；第二方面是在消毒透析器的过程中使用到的如环氧乙烷等化学物质，其毒性会直接影响到人体。

广义上讲，透析膜的生物相容性是指体外循环建立后对患者直接产生的一系列反应，血 – 膜反应对决定生物相容性起着非常重要的作用。此外，抗凝剂的种类与温度、透析液的成分会直接影响膜介导反应的严重程度和患者的血流动力学，交换速率与交换方法也会影响患者血流动力学的稳定性。膜渗透的程度和形式会阻止或促进热原反应。狭义的生物相容性是指透析膜与血液之间的相互作用。当膜材料与生物体相容的时候，患者可以轻微或无反应地耐受它。当与生物体不相容时，会发生严重的反应，影响患者的健康或对其有害。

（3）清除率：不仅是透析器最重要的特性，而且在决定透析方案中发挥着主要作用。因清除率的范围在不同的透析器中有明显的重叠，所以可根据需求来进行选择。近几年，人们开始关注清除 β2 微球蛋白的重要性，而中分子物质的清除率变得不再重要。

（4）透析器的超滤系数：对透析器通量的高低起着决定作用。高通量透析器能够将大、中分子物质的清除率提高，以此来减少因大、中分子物质的清除不到位而导致的并发症。

（5）透析器的表面积、血室容积：超滤系数与透析器清除率影响着透析器表面积。但尿素的清除率不总是与透析器表面积的大小成正比，从透析器的尿素清除率方面来讲，表面积小但膜孔多的要比表面积大的清除率要高。透析器的血室容积只是体外循环中的一部分，因此选择透析器时，透析器的血室大小不是主要的考虑因素。

（6）透析器使用的注意事项：①使用前，先仔细阅读说明书，熟悉操作方法和注意事项。②使用前，应对透析器进行预冲处理。预冲过程分为透析器膜内预冲、膜外预冲和跨膜预冲。对于怀疑过敏者，可以加大冲洗量并增加弥散时间。若反应严重，需更换为其他透析器。③对于首次诱导透析的患者，可选用效率低、面积小的透析器，避免出现失衡反应。④对于心血管系统不稳定、无法用药物控制的高血压患者，以及透析期间体重增加较多的患者可使用高通量透析器。⑤针对小儿透析患者，需根据其体重与年龄选用透析器。⑥有出血倾向的透析患者，可以使用无肝素透析或减少肝素用量。

（二）透析液

1. 透析液的供给系统

可将现代的透析液供给系统分为两类：第一类是多机共享的中心供液系统，将透析机与透析液配比系统相分离，且被多台透析机所共享；第二类为单机独立供液系统，每台血液透析机中都存在独立的透析液配比系统。

（1）单机独立供液系统：指的是在独立的机器内完成混合透析液的过程，且各台机器内都具有独立的透析液配比系统。通过将配置比例与浓缩液成分加以改变从而达到掌控透析液中离子浓度的目的，有助于完成个体化的透析方案。各台机器都具有各自的配比系统，因此出现故障时不会影响透析室正常的运转。

（2）中心供液系统：指的是透析机与透析液的配比系统相分离，由中心供液系统为许多台透析机提供使用，进而节省劳动力、工作时间和机器的成本。缺点是透析液成分固定，因而不能个体化地透析；若中心供液系统出现故障，会造成全部透析都无法进行。

2. 透析液的配比

透析液的配比是通过配制装置将透析用水和浓缩透析液按照相应的比例混合后形成的。透析液比例会根据透析机生产厂家的不同而不同。通常透析机包括两个浓缩泵：碳酸氢盐浓缩泵与酸性浓缩泵。首先将含有钠、氯、钾、镁、钙等离子的酸性浓缩液与反渗水相混合，让pH不高于2.7，然后再向其中混合碳酸氢钠浓缩液，让pH达到7.4左右。由于不稳定的碳酸氢钠浓缩液易被分解为二氧化碳与水，因此需要在透析前临时配制，且保证存放在密闭容器内，切勿加热。新型的透析机使用的碳酸氢钠粉剂溶解装置是将粉剂直接稀释溶解到需要的浓度，因此一定要使用易溶解、精制的碳酸氢钠粉剂。

3. 透析液成分

在血液透析的过程中，透析液中溶质和血液通过透析膜进行交换，将代谢产物清除的同时，纠正水、电解质紊乱和酸碱平衡。溶质与血液的移动，不仅受透析膜的结构与特性的影响，而且和透析液的浓度和成分相关。要想保持机体环境的稳定性，达到透析效果，透析液需要具备以下条件：①可以将体内代谢的废物充分清除，如尿酸、尿素、肌酐等。②保持机体的电解质与酸碱平衡。③将机体所需的物质保存起来，如氨基酸、葡萄糖等。④保持与血浆浓度相同的渗透压。⑤透析液温度比人体温度高1～2 ℃。⑥为了方便配制与使用，各成分间不能有化学反应和沉淀产生。

（1）钠：细胞外液中存在的钠，主要用于维持血容量与血浆渗透压。常用的透析液钠离子浓度在135～145 mmol/L。钠离子浓度是决定渗透压的主要因素，因此钠离子浓度对透析患者的心血管系统的稳定性发挥着重要作用。可根据患者的病情，选择高钠或者低钠透析液。

①低钠透析：是通过丢失弥散钠，让钠浓度比血浆钠更低，从而使透析患者的高血压得以纠正。然而因为低钠透析为非生理性的，若负钠平衡会导致细胞外液脱水；若细胞内液中含水过多，则会发生严重的不良反应。

②高钠透析：能够降低失衡综合征的发生率。相对于低钠透析，儿童、老年患者及心血管系统不稳定者对高钠透析的耐受性要更好。高钠透析的使用会使透析期间肌痉挛与低血压的发生概率有所降低，但也会产生一些负面影响，如体重增长过多、明显的口渴等。

③可调钠透析：近几年，可调钠透析开始被广泛使用，它有效避免了因持续性高钠透析而造成的高血压、口渴等问题。透析从开始到结束的过程中，透析液中的钠浓度的动态变化为：由高到低、由低到高，维持高水平的血钠。这有助于将细胞内水分转移到细胞外，使血容量保持稳定。可调钠透析有效降低了低血压、肌痉挛和失衡综合征发生的概率，对稳定心血管功能有所帮助。

（2）钾：在对终末期肾衰竭患者的血清钾浓度进行维持的过程中，血液透析发挥着重要作用。透析液中的钾离子浓度一般在 0 ~ 4 mmol/L。完成标准透析之后，血清钾浓度会“反跳”，即在透析结束 4 ~ 5 小时后会比刚结束时高 30%。所以，患者体内的钾含量不应根据透析后立即测量的血钾浓度来确定。钾在细胞内外的转移会有许多影响因素，可以通过对这些因素进行调节来改变钾在透析中的清除率。

（3）钙：在保持透析患者体内钙动态平衡的过程中，透析液中的钙浓度发挥了重要作用。透析液中的钙浓度通常在 1.25 ~ 1.75 mmol/L。当体内缺钙时，会出现骨营养不良与手足抽搐的症状，因此钙离子在肌肉和神经的兴奋传导中具有生理学活性。甲状旁腺功能亢进与低血钙几乎存在于每个维持性血液透析的患者身上，只有将透析液中钙离子的浓度提高才能够解决这个问题，而口服维生素 D_3 碳酸钙，通常会造成透析患者的钙磷乘积增高。对于高磷血症患者，应在临床上使用含钙的结合剂来控制高磷血症。

①患者在服用作为磷结合剂的碳酸钙时，应在开始时使用钙浓度中等（钙浓度 1.65 ~ 1.75 mmol/L）的透析液，或使用钙浓度中等偏低（钙浓度 1.25 ~ 1.5 mmol/L）的透析液，并认真观察甲状旁腺激素，若出现高钙血症则需降低透析液中的钙至 1.25 ~ 1.35 mmol/L。

②若患者不服用含钙的磷结合剂时，应使用钙浓度偏高（钙浓度 1.65 ~ 1.75 mmol/L）的透析液。据报道，如今在临床上为了控制高血磷，多采用大剂量的骨化三醇与含钙的磷结合剂及低钙透析液，从而在避免高钙血症的同时纠正继发性甲状旁腺功能亢进。

（4）镁：血镁浓度通常为 0.8 ~ 1.2 mmol/L。肾衰竭患者的血镁浓度会出现升高，但通常不会高于 1.50 ~ 1.75 mmol/L。使用含镁药物时血镁会出现明显的升高。高镁血症的出现会抑制甲状旁腺的分泌。通常透析液中的镁浓度在 0.50 ~ 0.75 mmol/L。

（5）氯：氯离子是透析液中的主要阴离子之一。通常透析液的氯离子浓度为 100 ~ 115 mmol/L，与细胞外液很相似。

（6）葡萄糖：根据葡萄糖的浓度分为无糖与含糖两种葡萄糖。为了在首次血液透析时增加超滤，提高透析液渗透压并防止发生低血压、低血糖、神经功能紊乱和血浆渗透压的改变，需要在透析液中添加葡萄糖。

（7）透析液碱基：尿毒症患者会出现代谢性酸中毒的症状，因血液中碳酸氢根减少，需要通过透析液进行补充。透析液碱基可分成 3 类：碳酸氢盐透析液、醋酸盐透析液和乳酸盐透析液。目前，基本已不再使用乳酸盐透析液，而醋酸盐透析液也因为易导致血流动力学不稳定、失衡综合征与低氧血症等不在临床上使用。下面将重点对碳酸氢盐透析液进行介绍。

作为正常血浆中的缓冲碱，碳酸氢盐能够直接进入血中对血浆中不足的 HCO_3^- 进行补充，快速纠正酸中毒。碳酸氢盐透析液会提高患者对超滤的耐受力且不会出现低血压，因此特别是对于糖尿病患者、病情危重者和心血管功能不稳定的老年患者来说更为安全。碳酸氢盐透析液的浓度在 30 ~ 35 mmol/L，符合患者的生理需求。配制透析液的过程较为复杂，碱性和酸性浓缩液必须分开配制，以防止碳酸镁与碳酸钙沉淀的出现。同时必须以固体的形式保存碳酸氢盐，随用随配。

人体血浆的 pH 应维持在 7.35 ~ 7.45。pH 决定蛋白质分子的形成，且对膜功能与酶活性产生影响。当血液的 pH 比 7.37 低时将被判定为酸中毒，而比 7.43 高时则为碱中毒。pH 小于 7.2 或高于 7.6 都将危及生命。透析治疗过程中的一个重要目标就是从透析液中选用浓度适宜的缓冲液来使患者的酸碱状态得以改善，从而纠正酸中毒或碱中毒。

（三）血循环控制系统

血液透析时创建的体外循环是由透析器、动脉血路和静脉血路 3 个部分组合而成的。动脉血路是从引出患者的血液到体外开始直到透析器动脉端结束，静脉血路则是从透析器静脉端开始到血液回输到体内结束。动脉血路包括血泵、采样口、肝素泵、动脉压监测器和动脉壶。静脉血路包括采样口、静脉壶、空气探测器、静脉夹和静脉压监测器（图 4-1）。

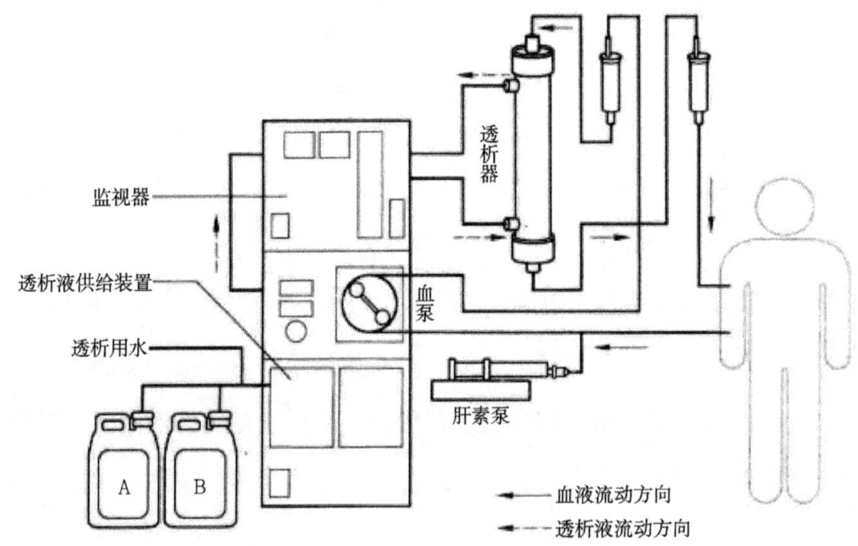

图 4-1　血循环控制系统

1. 血泵

作为动力来驱动血液于体外进行循环。如今最常使用的血泵是滚动泵，它通过弹性滚动轴将泵管管壁压紧，进而防止血液反流。若滚动轴压得过松会导致血液反流，使实际血流量降低；若滚动轴压得过紧则会将白细胞破坏，从而导致溶血。由于通过血泵转速来计算血流量的大小，因此应对血泵定期校正，来确保透析的充分和安全。常用以下两种方法来校正血泵：一是通过测量血泵在单位时间内泵出的液体量，即使液体的吸入口比血泵的垂直高度低 1　m，随后在 1 分钟的时间内用量杯在出口处收集排出的液体量，最终收集的液体量便是血流量；二是通过测定一个小气泡经过一段已知长度时所消耗的时间，然后根据管道内径来计算流量。

$$血流量 = (血路内径/2)^2 \times \pi \times 距离 \times 60/时间(s)$$

该公式中：距离通常是 1 m，血路内径通常是 4.5 mm。

2. 动、静脉壶

为捕捉从上游进到血路管的空气，需要在血路管上设静脉壶与动脉壶。静脉壶位于进入体内前的静脉血路的上面，而动脉壶则位于血泵之前，为负压。通常动、静脉壶的接头有 2 ~ 3 个。作用：①将空气排出，调整液面。②防止传感器被血液污染。③静脉壶是静脉给药和探测空气的部位。

动脉压力监测器的位置在泵前。当动脉管路和穿刺针的接头处脱落或空气在输完液体之后进入到血路时，会造成血流量不足，甚至是动脉负压增大或动脉负压减小等情况，此时动脉压力监测器会发出警报。静脉压力监测器位于透析器之后，用于测量静脉回流阻力。静脉压变高表示血液回流受阻，且可能在透析器内出现凝血；静脉压变低则表示静脉血路的接头出现松脱。需要注意的是，并不只有血路会对动、静脉压力产生影响，患者自身变化也会对动、静脉压力产生影响，如心包大量积液会导致静脉压力增高，低血压会导致动脉低压而报警。

3. 空气探测器和静脉夹

大多数的空气探测器都位于静脉壶的下端主干上，也有一小部分的位于静脉壶上。使用超声探测方法进行探测，机器会在血液的液面下降或者气泡到静脉血路中时发出警报，随即血泵停止，关闭静脉夹，避免空气进入体内。若透析时没有打开空气警报开关，机器也会发出警报，以免透析在无空气监测的情况下进行。静脉夹是体外循环中最后的一道保护装置，它的位置在空气报警器后的静脉血路的上面。静脉夹会在血路压力出现异常时关闭，避免损伤患者。血泵的停止与运转和静脉夹的开关是同步协调的，所以当出于某些特殊原因而需要手摇血泵的时候，必须首先将静脉夹打开，以确保血路的畅通。

4. 肝素泵

它的位置在血泵、透析器和动脉血路之间，使肝素持续地缓缓注入血路之中。肝素泵的设计有两种：一种是将用来注射肝素的外套管进行固定，将肝素通过推动针芯注入，肝素注射的量是通过针芯的移动长度而计算出来的，选用的针筒须和机器的标注相匹配；另一种为蠕动泵，肝素用量是通过泵的转速来决定，因为肝素的注射管内径是固定的，所以注射肝素的量和注射器的型号、大小无关，和泵的转速有关。但是当注射器的针芯阻力过大，无法带动蠕动泵时，会使准确性受到影响。总而言之，不管用哪种肝素泵，必须在实际使用时仔细观察肝素的实际用量，保证患者安全。

（四）超滤及超滤控制系统

1. 超滤

血液透析过程中，我们把液体在压力的作用下通过透析膜的运动称为超滤。超滤是透析疗法的主要功能之一，它可以排除尿毒症患者体内多余的水分。超滤必须通过压力来实现，如膜内正压、膜外负压（两者之差为跨膜压）。现代透析机都装有定时、定容超滤装置，设置脱水时间和脱水量就可以准确地控制、测定超滤量。若超滤控制系统失灵，机器报警，则可根据患者的透析时间、除水量和透析器的超滤系数计算出跨膜压，并通过固定跨膜压继续进行透析。

跨膜压 = 除水总量 /（超滤系数 × 超滤时间）

由于透析器超滤系数不是体内实测数据，而是实验室数据，它与患者的血浆蛋白和血细胞比容有关，因此实际情况会与根据公式计算的跨膜压有差异。超滤时应注意：①不宜过快、过量超滤，以防引起肌痉挛、低血压、恶心、呕吐等。②跨膜压不宜过高，跨膜压 > 500 mmHg 时易出现破膜。③密切观察患者的体重变化和脱水后反应，准确评价患者的干体重。干体重是患者处于水平衡状态时的体重，就是在不用降压药和不考虑透析间期体重增加时的体重，准确评价干体重可保证血压在下次透析前仍在正常范围内。

2. 超滤控制系统

超滤控制系统位于透析液进、出透析器前后的一段水路上。超滤的准确性是衡量透析机性能优劣的一项重要指标。无论采用哪种方式，最终还是通过跨膜压来产生超滤液，但有两种调节跨膜压的方法：一是“定压超滤”，即通过对透析液负压的控制直接改变跨膜压的大小，进而产生相应的超滤量；二是“定容超滤”，指通过独立的超滤泵直接从水路中抽取所需超滤量，跨膜压的大小随透析液负压的变化而变化。还有一种既包括“定压超滤”又包括“定容超滤”的方法被称为“容量超滤”。超滤的准确性并不完全取决于超滤控制系统，因为机器本身的品质也会对超滤控制系统产生影响。

不同生产厂家设计的超滤控制系统也有所不同，目前常用的有以下几种。

第一种超滤控制系统由流出道的负压泵与位于透析液流入道的限流装置两部分元件组成。前者能够使透析液的流量保持在设定的范围之中，后者能够产生负压并排出透析液。负压变大时，因流入的透析液的量受到限制，所以负压会作用到透析膜上而产生超滤。若想调节超滤，应通过对负压泵的手动调节使负压大小得以改变，进而达到需要的跨膜压。跨膜压的变化和透析膜的超滤系数都会对该系统的超滤产生影响。跨膜压的变化会受到静脉压高低、血流量大小和透析液管路上水流是否受阻等因素的影响；而血液黏滞度、肝素的抗凝效果、透析膜种类和纤维蛋白的析出程度等会对超滤系数产生影响。受这两方面因素的影响，最终产生了超滤误差。另外，当这类系统透析液的负压是零的时候，血液侧仍将产生跨膜压，导致强迫超滤。

第二种超滤控制系统是以第一种系统为基础，并增加了用于测定超滤率的装置后形成的。在测定时将透析停止，从旁路排出透析液，保持透析出口的开放，并维持透析液管道内压力与透析液侧压力一致，这时流出的液体便是超滤液。将其引进测量装置中，并将实际测得的超滤率和设计值相比较，若存在误差，可通过自动或手动调节透析液负压。

第三种超滤控制系统是通过利用光学仪器或流量计，分别测定透析液流出道与流入道上的透析液的流量，两者之差便是超滤率。这个系统超滤的精确度会受到光学仪器或流量计对透析液流量测定精度的影响。同样，该系统也可以通过自动或手动两种调节方法来减少或增加流出道的流量，以改变透析液的负压。

与前三种不同，第四种超滤控制系统不是通过跨膜压，而是通过微处理器持续地在线控制容量来调节超滤率，全部系统都是有固定容量的密闭管道系统，透析液的流出量与进入量一致。将超滤泵设置在透析器之前，通过微处理器进行控制，从密闭系统中根据所需要的超滤速度将一定量透析液抽出，因为必须保持等容系统中进出液的平衡，所以血液中的水分在通过透析膜滤出之后补充到了透析液之中，进而产生了超滤。超滤泵抽出的透析液量和超滤量一致。不用考虑微处理器需要的负压，随着膜的超滤系数和超滤率的变化，跨膜压将被动发生变化。理论上此系统能够提供高度精确的超滤控制，因为其超滤误差和跨膜压与膜系数无关，而与超滤泵的精度有关。

如今，透析机随着透析技术的发展也在不断更新着。很多新型机器都设计出了许多程式的超滤控制。为了提高透析的质量，临床上常按照患者的不同情况来选用不同超滤程式的透析机，以满足患者需求。

（五）透析机基本结构和维护消毒

1. 透析机基本结构

透析机是一个由透析液通路、体外循环通路和微电脑监控系统组成的比较复杂的机电化设备。简单来说，就是由水路、血路和电路 3 个部分组合而成的。透析中，透析机负责接收操作指令，控制并监测各项参数，从而确保透析过程与透析系统能够持续、安全地进行。

2. 透析机维护消毒

结束透析或在此之前，血液透析机可自动进行消毒与清洗，包括消毒透析液的供给系统。机器不同，消毒冲洗的方法、时间和消毒剂的浓度与种类也不同，需参照机器说明书进行。为避免因透析液本身或透析膜排出的废物附着于透析液的排出管道与输送管道上导致机器出现故障或细菌污染的现象，需对其进行消毒。

（1）机器的类型不同，操作常规也不同，需要操作人员熟悉操作流程。

（2）使机器保持清洁。每次上机结束之后，为避免对机器造成腐蚀，应用干净的抹布将滴到机器上面的消毒液、生理盐水擦洗干净；下机之后使用消毒液来擦洗表面。

（3）需要在同日的两次透析间进行热消毒或化学消毒。

（4）消毒、脱钙、冲洗的过程根据各个机器的标准来设置。常见的消毒液包括 3.5% 的过氧乙酸和 5% 的次氯酸钠。热消毒的温度在 85 ~ 100 ℃，同样可以达到杀灭病原微生物的目的。

（5）定期保养机器，每月至少一次。保养的内容包括清洗与衔接机器管道、机器内除尘、测试电导度、检测超滤系统等。

第二节 血液透析护理操作及流程

血液透析护理技术有很强的专业性与技术性，随着透析技术的不断发展与普及，有关血液透析的护理专业技术培训开始渐渐受到人们的重视。正确规范的护理操作能不断提升护士的工作能力和专业护理人员的临床能力，降低职业风险。

一、血液透析机使用前准备

现代血液透析机主要包括透析液自动配比系统、血液和透析液监视系统。在血液透析过程中，为保证整个透析系统及透析过程能够安全、持续地进行，需要联合各种监控装置（包括操作人员对患者、透析液和血液的监控）及传感软件对血液透析的各个环节进行持续监控和记录。在血液透析治疗前必须对透析机进行冲洗、消毒和检测，以确保血液透析治疗的有效性与安全性。

1. 上机前冲洗

在患者进行血液透析前应冲洗血液透析机，以防残留消毒液和污染透析液输送管道和排出管道。方法：①打开总电源和总水源，连接水处理设备。②打开血液透析机电源。③按下血液透析机冲洗键，依照机器说明书规定的冲洗时间进行冲洗。

2. 透析机自检

为使临床治疗安全、可靠，必须在血液透析前进行透析机自检。透析机自检包含对超滤控制系统、透析液供给系统和血循环控制系统的自检。超滤控制系统自检包括压力传感器监测、跨膜压监测、超滤平衡腔监测等。透析液供给系统自检包括透析液的温度与配比浓度、透析液的电导度、透析液的流量和透析液的漏血探测等。血液循环控制系统自检包括动脉和静脉压力监测器、空气探测器、肝素泵及静脉夹等。

3. 使用前准备流程

血液透析机使用前准备流程，见图 4-2。

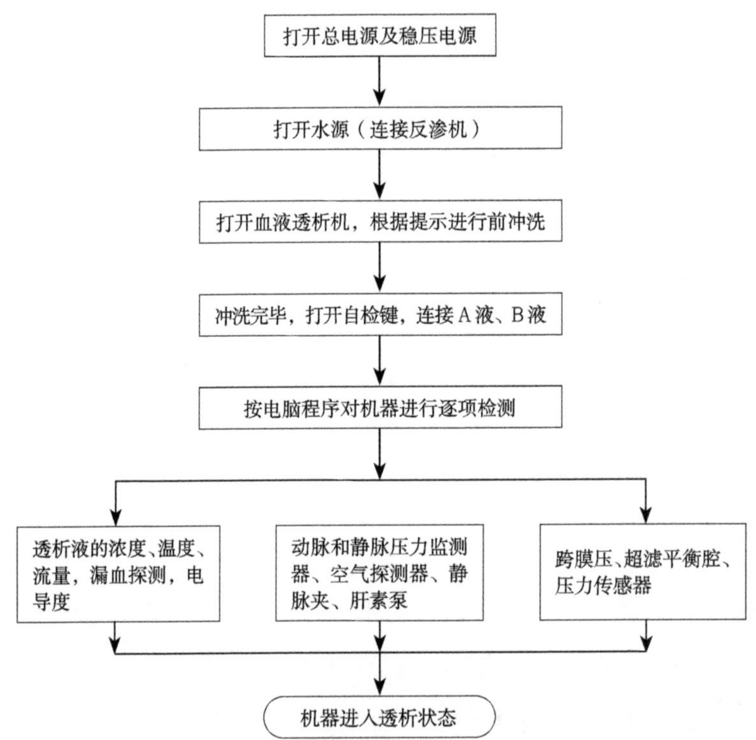

图4-2　血液透析机使用前准备流程

二、血液透析机使用后的清洁、消毒

为防止患者在透析过程中排出的废液污染机器管道系统或透析液本身与机器产生物理反应，需要对机器的内部与外部进行清洁、消毒。可以根据生产厂家提供的说明书或上海市血液透析质量控制中心的要求来选择合适的消毒液和冲洗方法。

（1）机器外部的清洁、消毒：透析机被患者的体液或血液污染时，应立即使用有效的消毒剂对机器表面进行擦洗、消毒。

（2）机器内部的清洁、消毒：血液透析结束后，首先按照厂家提供的方法用反渗水冲洗，随后用冰醋酸或柠檬酸进行脱钙，再用物理或化学方法进行消毒，最后用反渗水冲洗干净。消毒、脱钙、冲洗过程根据各类型机器的标准来设置。常用的消毒方法也可参考厂家提供的消毒方法，如热消毒法和化学消毒法。

（3）同日的两次透析之间，必须对机器进行冲洗与消毒。

（4）血液透析过程中若有破膜、传感器渗漏的情况发生，透析结束时应立即消毒

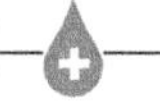

机器。

（5）应定期对透析机进行保养并建立档案，保养的内容包括机器管道的清洗（除锈、除垢）、机器内的除尘、电导度测试、血液泵保养和平衡腔检测等。

（6）若血液透析机的闲置时间在48小时以上，应消毒后再使用。使用后对血液透析机的清洁、消毒流程，见图4-3。

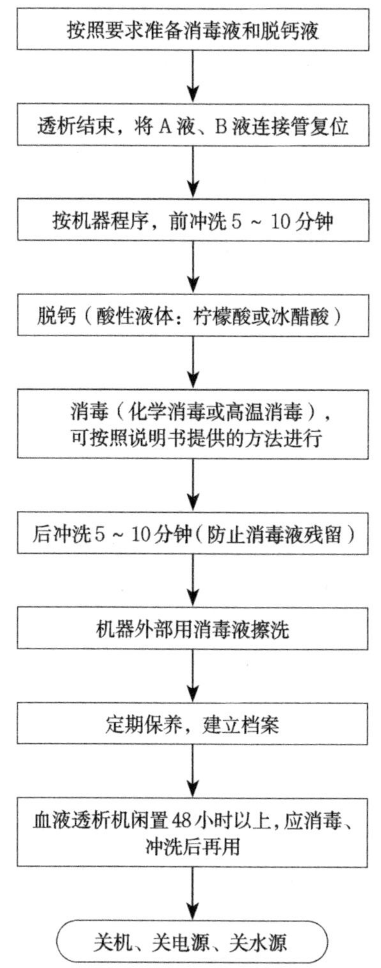

图4-3　血液透析机的清洁、消毒流程

三、透析液的准备及配制

血液透析液是一种含有电解质的液体，应根据临床需要选择其溶质成分、离子浓度、含或不含葡萄糖。

在血液透析的治疗过程中，透析液在半透膜的外侧流动，即患者血液的对侧，通过溶质弥散和对流等物理过程，达到纠正电解质紊乱、酸碱平衡失调、清除体内代谢产物或毒性物质的目的。血液透析浓缩液是由透析用水和血液透析干粉配置而成的，使用时按照特定的比例用透析用水将干粉稀释后使用。血液透析浓缩液包括酸性浓缩液（A 液）与碳酸氢盐浓缩液（B 液）两种。

（一）透析液应具备的基本条件

（1）透析液内电解质的浓度与成分应和正常血浆相似。

（2）透析液的渗透压应与血浆渗透压相近，为 280 ~ 300 mmol/L，即等渗。

（3）透析液应略偏碱性，pH 为 7 ~ 8，以纠正酸中毒。

（4）能将体内代谢废物，如肌酐、尿素等充分清除。

（5）对人体无毒、无害。

（6）容易配制与保存，不易发生沉淀。

（二）透析浓缩液的准备

1. 环境和设施准备

（1）应将浓缩液配制室置于血液透析室清洁区内相对独立的区域，保证其周围无污染源、环境清洁，并每日紫外线消毒一次。

（2）应用两个搅拌桶分别配制 A 液或 B 液，并有明确标识；须在浓缩液配制桶上标明容量刻度，并定期对其进行消毒，保持容器清洁。

（3）每日用透析用水清洗浓缩液配制桶一次；至少每周用消毒剂消毒一次，并通过测试纸确认没有残留的消毒液。消毒配制桶时，须在桶外悬挂“消毒中”的警示牌。

（4）每周至少更换浓缩液配制桶的滤芯一次。

（5）浓缩液分装容器应符合《中华人民共和国药典》及国家 / 行业标准中对药用塑料容器的规定。将容器的内外用透析用水清洗干净后晾干，并在容器上标明更换日期，至少每周更换一次或消毒一次。

2. 人员要求

使用干粉配制浓缩液（A 液、B 液）时，应由经过专业培训的血液透析室护士或技术人员实施，并做好配制记录，同时由双人核对、登记。

（三）透析浓缩液的配制方法

1. 单人份

取一只量杯，将量杯和容器内外用透析用水冲洗干净，根据所购买干粉的产品说明，往量杯内倒入所需量的干粉与透析用水，将其混匀后倒入容器，加盖后上、下、左、右摇动容器，直至容器内干粉完全融化即可。

2. 多人份

首先根据患者人数准备所需量的干粉。用透析用水把浓缩液配制桶冲洗干净后，将透析用水与所需量的干粉同时倒入浓缩液配制桶内。根据所购买干粉的产品说明书，按比例加入透析用水和干粉，打开搅拌开关直至干粉完全融化即可。将配置好的浓缩液分装在清洁容器内。

（四）透析浓缩液配制的注意事项

（1）应在配制后的 24 小时之内使用浓缩 B 液，建议随用随配。

（2）为防止 HCO_3^- 挥发，应在浓缩 B 液配制完毕装桶后立即旋紧盖子。

（3）在配制浓缩 B 液的过程中不得加温，搅拌时间不可长于 30 分钟。

四、透析器与体外循环血液管路准备

血液透析中最重要的就是透析器，它具备两大基本功能：溶质的清除与水的超滤。而透析器的主要组成部分是透析膜，它将透析液与血液分开。常用的透析膜材料有聚丙烯腈、铜氨纤维素、聚砜、醋酸纤维素、聚醚砜和聚碳酸酯。目前国际上最流行的透析器是聚砜、聚醚砜膜、聚碳酸酯的合成膜透析器，它具有对中、小分子物质的清除率高、通透性高、生物相容性好、不易发生补体激活的特点。体外血液循环管路由动脉管路和静脉管路组成，它的主要功能是连接透析器与患者的血液通路，从而达到排气、预冲、引血、循环、监测的目的。

透析器的常用消毒物质有 γ 射线、高压蒸汽、电子束和环氧乙烷。其中，γ 射线、电子束与高压蒸汽对患者的危害性较小，而环氧乙烷则常常用于对透析管路的消毒。在使用新的透析器与透析管路之前，应用≥ 800 mL 的生理盐水进行预冲处理，在防止透析器中的“碎片”（能够进入身体的固体物质或可溶解复合物）进入体内的同时，达到清除透析器生产过程中其他潜在污染物与消毒剂的目的。若怀疑患者过敏，可增加预冲量，并上机循环。

（一）一次性透析器与体外循环血液管路的准备与预冲

1. 物品的准备与核对

（1）准备体外循环血液管路（含收液袋）、透析器、生理盐水 1000 mL 或预冲液、输液器、肝素液。

（2）检查物品的使用型号是否正确、包装有无潮湿和破损情况，以及有效期、消毒方式等。

（3）应在操作前仔细阅读透析器说明书，了解不同透析膜的冲洗要求，并按要求严格进行操作。

2. 透析器准备

（1）确认透析器已消毒、冲洗并通过自检。

（2）将 A 液、B 液连接，透析器进入配置准备状态。

3. 患者的核对

（1）在安装体外循环血液管路前，应再次核对患者的姓名，并确定透析器型号。

（2）患者在血液透析过程中更换透析器型号时，应按照厂家提供的说明书选择预冲方法。

4. 评估

操作前进行评估，评估内容包括患者姓名、透析器和体外循环血液管路的型号、包装情况、有效期、操作方法和物品的准备。

5. 操作方法

（1）首先确认透析器和体外循环血液管路的型号，检查有效期和包装有无破损的情况，随后按照无菌原则进行操作。

（2）将透析器置于支架上。将透析器的动脉端与循环管路的动脉端连接（透析器动脉端向下），透析器的静脉端与循环管路的静脉端连接。

（3）将预冲液连接于动脉管路端口锁扣处或动脉管路补液管处，并将泵前动脉管处的空气排尽。

（4）启动血泵，流速≤ 100 mL/min（也可参照厂家提供的透析器说明书中建议的流速）。先将动脉管路、透析器膜内和静脉管路内的空气排出，随后将液体从静脉管路排至废液袋内（膜内预冲），建议膜内预冲量≥ 600 mL。

（5）连接透析液，排出膜外空气（膜外预冲）。

（6）进行闭路循环，循环时间≥ 5 分钟（过敏患者可延长时间），流速在 250 ~ 300 mL/min，并将超滤量设定在 200 mL 左右（跨膜预冲）。

（7）也可根据厂家提供的说明书设置总预冲量。

（8）停血泵，关闭输液器与补液管的开关，透析器进入治疗状态，准备透析。

（9）注意切勿逆向冲洗，应在密闭循环前达到预冲量。建议闭路循环时从动脉端注入循环肝素。

（10）建议在使用湿膜透析器前，先将残留在透析器内的液体弃去。

（二）重复使用透析器的准备与预冲

重复使用透析器始于 20 世纪 60 年代，到了 20 世纪 70 年代后期相关报道开始增多。透析器的重复使用涉及工程技术学、医学、伦理学、经济学等多方面的理论。重复使用透析器指的是对同一患者重复使用，不得换人使用。

1. 物品的准备与检查

（1）可复用透析器、生理盐水 1000 ~ 1500 mL、输液器、消毒液浓度测试纸和残余浓度测试纸。

（2）检查复用透析器是否在消毒有效期内，查看透析器的复用次数、有无破损，检测透析器内消毒液的有效浓度并查看有无泄漏的情况。

（3）双人核对透析器型号和患者姓名。

（4）确认复用透析器的实际总血室容积，并进行破膜试验。

2. 透析器准备

（1）确认已对透析器进行消毒与冲洗。

（2）将 A 液、B 液连接，并通过自检，透析器进入配置准备状态。

3. 患者的核对

（1）核对透析器上标注的姓名与患者姓名是否一致。

（2）核对透析器的重复使用次数与记录是否相同。

4. 冲洗方法

（1）再次检查患者姓名与透析器上姓名是否一致。

（2）将透析器内的消毒液排空。

（3）将输液器上连接生理盐水 1000 mL，与动脉管路补液管处相连接。

（4）安装管路，启动血泵，流速≤ 150 mL/min，先后将透析器、动脉管路和静脉管路内的空气排出，将液体从静脉管路排出至收液袋。

（5）进行冲洗量为 1000 mL 的膜内预冲。

（6）连接透析液，排出膜外空气（膜外预冲），形成闭路循环，调节流速至 250 mL/min，超滤量为 200 ~ 300 mL，循环时间为 10 ~ 15 分钟。

（7）密闭循环时从动脉端注入肝素 10 mg（肝素 1250 U），循环时间结束后，从动、静脉管路的各侧支管中依次排出生理盐水 30 ~ 50 mL。

（8）检测消毒剂的残余量，如不合格，则应延长循环时间并加强冲洗，到合格为止。

（9）停血泵，将输液器与补液管的开关闭合，进入治疗状态，准备透析。

5. 护理评估

连接患者前做好下列评估。

（1）确认患者姓名、透析器标识、型号和消毒有效期。

（2）确认无消毒剂残留，透析器残余消毒液试验呈阴性。

（3）确认透析器无破膜，实际的总血室容积在正常范围之内。

（4）确认循环血液管道内无空气。

五、血液透析上、下机操作技术

以血液透析通路为动静脉内瘘为例，讲解血液透析的上、下机操作技术。

（一）血液透析上机护理

患者洗手、更衣后进入治疗室，由指定护士接诊，在核对完医嘱、对其评估后进行治疗。

1. 物品准备

（1）透析器、体外循环血液管路、动静脉内瘘穿刺针、生理盐水、输液器、止血带、透析液等。

（2）准备治疗盘和皮肤消毒液。

（3）遵照医嘱准备抗凝剂。

2. 患者评估

（1）测量并记录患者的脉搏、体温、血压、呼吸、体重。

（2）充分了解患者的病情、病史，并核对治疗方案。

（3）确认治疗时间、透析器型号、透析液流量、血液流量、抗凝剂、化验结果和治疗药物等。

（4）血管通路评估：对患者的动静脉内瘘进行听诊与触诊，查看有无血肿、震颤、阻塞或感染的征象。

3. 设备评估

（1）透析机正常运行，透析液准确连接。

（2）正确设置透析器的报警范围。

（3）透析器复用前，确保消毒剂残留试验检测结果为阴性。

4. 操作方法

（1）按照常规准备血液透析机并使之处于治疗前状态，确认已将体外循环血液管路、透析器预冲完毕，且循环管路内的空气已排出，正确衔接透析器与动、静脉管路，等待上机。

（2）根据医嘱设置治疗参数：治疗时间、超滤量、追加肝素用量、追加肝素泵停止时间、电导度、机器温度等。

（3）检查循环血液管路的连接是否紧密且正确，有无漏水、脱落的情况，管路内有无气泡，不使用的血液管路分支是否都已夹闭，是否调整好了动、静脉壶的液面。

（4）检查透析液是否正确连接在透析器的动、静脉端，连接是否紧密，有无漏水、脱落的情况。

（5）遵照医嘱从血液透析通路的静脉端推注抗凝剂，对于常规应用肝素者，应设定追加肝素用量。

（6）将体外循环血液管路与血液透析通路的动脉端连接起来，打开夹子，妥善固定。

（7）调整血液流量≤ 100 mL/min，开泵，放预冲液，引血（若患者有低血压等症时，依照病情保留预冲液）。

（8）引血至静脉壶，停泵，将体外循环血液管路静脉端夹闭（停泵与夹闭体外循环管路需同时进行，减少小气泡残留），并将其连接到血液透析通路的静脉端，打开夹子，妥善固定。

（9）再次检查循环血液管路是否连接紧密，有无漏血、脱落、漏水的情况，管路内有无气泡。

（10）启动血泵，并开始计时，进入治疗状态，打开肝素泵。

（11）准备生理盐水 500 mL，并与体外循环血液管路相连接，以备急用。

（12）再次核对治疗参数，逐渐加大血液流量到治疗量。

5. 护理要点

（1）护士应在操作过程中严格执行无菌操作，集中注意力，注意加强对动、静脉端连接口的保护，以防污染。

（2）上机前后应仔细检查体外循环血液管路的安装是否紧密且正确，有无漏水、脱落的情况，管路内有无气泡，管路各分支是否都已夹闭。

（3）遵照医嘱正确设置各项治疗参数（治疗时间、超滤量、追加肝素用量、电导度、机器温度等）。

（4）引血时，血液流量≤ 100 mL/min。

（5）密切观察患者有无心悸、气急、胸闷等症状。当患者主诉不适时，应立即减慢引血流量并通知医生，必要时停止引血。仔细观察引血时血液透析通路的流量状况，若流量不佳，应暂停引血并调整置管或穿刺针的方向，确定血液透析通路畅通后，再继续引血。

（6）在机器进入治疗状态后，检查是否妥善固定循环血液管路，以防管路受压、扭曲和折叠。

（7）结束操作后，提醒患者若有任何不适，需立即告知医护人员。

（8）护士操作结束后，脱手套，洗手并记录。

（二）血液透析下机护理

血液透析结束时，血液透析机会发出视觉或听觉的提示信号，提醒操作人员治疗程序已经结束，需将患者血液输送回体内。

1. 物品准备

（1）生理盐水 500 mL。

（2）消毒棉球、弹力绷带或无菌敷贴。

（3）用于装医疗废弃物的垃圾桶。

2. 患者评估

（1）测量患者血压，当血压较低时应加大回输的生理盐水量。

（2）提醒患者治疗即将结束，指导患者对动静脉内瘘进行止血与观察。

（3）核对并记录患者的目标超滤量与目标治疗时间。

（4）询问患者有无出冷汗或头晕等不适症状。

3. 操作方法

（1）将血液流量调整为≤ 100 mL/min，关闭血泵，断开动脉端与体外循环血液管路的连接。

（2）将生理盐水连接至动脉端管路。

（3）通过使用消毒棉球（纱布、敷贴）压迫穿刺点来止血。

（4）开启血泵。可在回血过程中翻转透析器，使透析器静脉端朝上，有利于排出空气与残血；也可用双手轻搓透析器，从而促进残血排出。

（5）当静脉管路内的液体呈现淡粉红色或接近无色时关闭血泵，夹闭静脉穿刺针。

（6）断开静脉端与体外循环血液管路的连接（若回血前患者出现低血压症状，回血后先将静脉穿刺针保留以备用，待血压恢复正常、症状明显改善后再拔除静脉穿刺针），用无菌敷贴或消毒棉球压迫穿刺点来止血。

（7）注意观察回血过程中按压点是否出现移位、出血等情况。

（8）按照规定要求处理医疗废弃物。

（9）记录并填写治疗单。协助患者称体重，告知患者及其家属注意事项。

4. 护理要点

（1）护士在做回血操作时应集中注意力，严格执行无菌操作。

（2）严禁用空气回血。及时处理穿刺针，避免针刺伤。

（3）在透析过程中若患者有出血倾向，如牙龈出血、不慎咬破舌头等，透析结束后，遵照医嘱用鱼精蛋白对抗肝素。

（4）注意观察并记录体外循环血液管路和透析器的凝血状况。

（5）用无菌敷料覆盖穿刺点后，指导患者按压穿刺点，以防出血；也可用弹力绷带加压包扎，松紧度以能止住血、可扪及瘘管震颤和搏动为宜。

（6）提醒患者起床速度不要过快，以免发生直立性低血压，对于伴有头晕、低血压、眼花的患者，应再次测量血压。

（7）提醒患者透析当日保持穿刺处敷料干燥，穿刺侧的手臂不要用力，避免出血、感染。

（8）针对儿童、老人及不能自理的患者，应在护士的协助下称体重，并加强护理。

5. 2010 年 SOP 推荐的密闭式回血方法

（1）将血液流量调至 50 ~ 100 mL/min。

（2）打开动脉端预冲侧管，将残留于动脉侧管内的血液通过生理盐水回输至动脉壶。

（3）关闭血泵，将动脉侧管近心端的血液靠重力回输至患者体内。

（4）夹闭动脉穿刺针处与动脉管路处的夹子。

（5）打开血泵，全程用生理盐水回血。回血过程中，可用双手揉搓滤器，但禁止挤压静脉端管路。在生理盐水回输至静脉壶且安全夹自动关闭后，停止回血。切勿强制将管路从安全夹中取出，管路液体切勿完全回输至患者体内，否则易导致空气栓塞或血凝块入血。

6.《实用血液净化护理》编写组推荐意见

（1）下机回血时，暂且保留动脉穿刺针，等循环管路中的血液都回到体内后，再将动脉与静脉穿刺针分别拔除。此法优点为：①在回血时护士能集中精力。②能准确指导和观察患者止血。③能及时发现并处理透析后的并发症。

（2）不建议在留置导管的流量不佳时采取密闭式回血，以防将导管内纤维素或血凝

 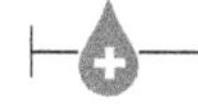

块输入患者体内。

（3）对于新的动静脉内瘘，不主张采用密闭式回血，因为新内瘘动脉端血管脆性大，容易引起血肿。

（4）不提倡在无抗凝剂透析时采用密闭式回血，避免前段含有血凝块的血液（因动脉端回输没有监护）输入患者体内。

第三节　血液透析治疗中的监控及护理

患者在接受血液透析治疗时，各种因素都有可能导致一系列与透析相关的并发症。因此在患者接受治疗的前、中、后期，血液透析护士均要加强护理并严密监控，这是保证治疗效果与安全性并降低血液透析急性并发症发生率的重要手段。

一、患者入室教育

建议护士在患者接受血液透析前对其进行一次入室教育，内容如下。

（1）让患者了解进行血液透析的原因，了解血液透析对于延长患者生命和提高生活质量的重要性。更关键的是，让患者理解并接受血液透析是一种终身的替代治疗。

（2）介绍国内外血液透析的进展情况，建议带领患者及其家属参观血液透析室，增强患者对治疗的信心。

（3）了解患者心理问题，并对其进行心理辅导。

（4）指导患者掌握自我护理与自我保护的技能。

（5）签署医疗风险知情同意书和治疗同意书。

（6）介绍血液透析的环境与规章制度，如挂号、付费、入室流程、透析作息制度和透析室消毒隔离制度，并介绍主治医生、护士长等医护人员。

（7）进行全套生化（肾脏功能、电解质）检查，并了解患者的肝脏功能及是否有乙型肝炎病毒、丙型肝炎病毒、人类免疫缺陷病毒、梅毒等感染情况。

（8）填写患者信息：姓名、性别、年龄、婚姻状况、家庭角色、家庭地址、联系方式（必须有 2 个家庭主要成员）、原发病、医疗费用支付情况等。患者需提供身份证，实名登记。

二、患者透析前准备及评估

透析前评估患者是预防和降低血液透析并发症的重要步骤，内容包括：

（1）了解患者病史（原发病、治疗方法、治疗时间）、饮食情况和透析间期自觉症状，查看患者之前的透析记录。

（2）测量脉搏、血压，测量有高热、感染和中心静脉留置导管者体温。

（3）测量体重，了解患者的干体重与体重增长情况，并结合尿量和临床症状，评估患者的水负荷状况，为超滤量的设定提供依据。

（4）抗凝：应将抗凝个体化并经常做回顾性分析，依据患者的凝血机制、有无出血倾向、结束回血后透析器残血量等诸多因素，遵照医嘱选择抗凝方法和抗凝剂量。

（5）血液通道评估：通过检查动静脉内瘘有无肿胀、感染与皮疹，吻合口是否可扪及搏动和震颤，来判断血液通道是否畅通，为内瘘穿刺做好准备；检查中心静脉导管的固定、穿刺出口处有无血肿和感染等情况。

（6）为了便于对患者实行个体化护理方案，需对其心理状况、营养状况、治疗依从性和居家自我照顾能力进行评估；应对老年或糖尿病患者采取针对性的护理措施；对于危重患者，应详细了解病情，在及时正确执行医嘱的同时，对重病患者进行风险评估，并积极做好相应的风险防范准备，如备齐各种抢救用品及药物等。

（7）透析前治疗参数的设定。

①透析时间：诱导期的透析患者，每次透析时间为 2 ~ 3 小时；维持性血液透析患者每周透析 3 次，每次透析时间为 4.0 ~ 4.5 小时。

②目标脱水量的设定：根据患者的干体重及水潴留情况，结合临床症状，遵医嘱采用超滤曲线进行脱水，有助于增加患者对水分超滤的耐受性。若透析机有血容量监测装置，可借助其确定超滤量。同时，也可在钠曲线的帮助下达到超滤目标，减少低血压或高血压的发生率，但需注意有钠超负荷的风险。

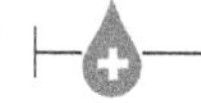

③肝素追加剂量：常规透析患者全身肝素化后，遵医嘱每小时追加相应剂量，若采用低分子肝素或无抗凝剂透析则关闭抗凝泵。

④血液流量的设定（开始透析后）：血液流量值（以 mL/min 为单位）一般为患者体重（以 kg 为单位）的 4 倍，可根据患者年龄和心血管状况予以增减。

以上各项参数均可在治疗过程中根据患者的治疗状况予以调整。

（8）患者透析前的准备与评估流程，见图 4-4。

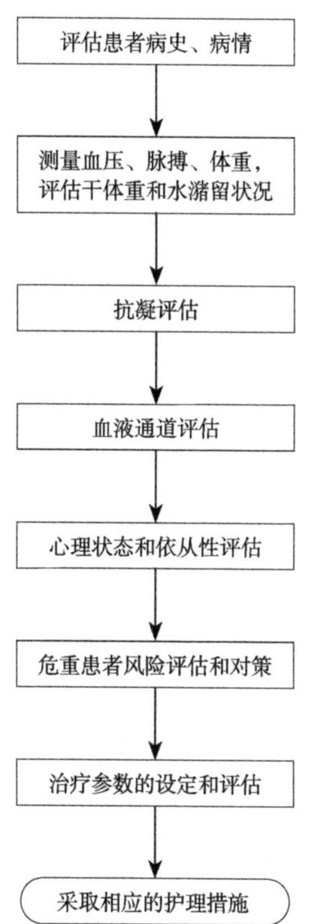

图 4-4　患者透析前的准备与评估流程

三、首次血液透析护理

诱导透析是首次进行血液透析患者必须经历的，也是终末期肾脏衰竭患者从非透析治疗向维持性透析治疗过渡的一段适应性过程。诱导透析的目的是最大限度地降低透析中渗透压梯度对血流动力学的影响及防止毒素的异常分布，避免失衡综合征的发生，失衡综合征常表现为头痛、呕吐、恶心、肌肉痉挛、血压升高等症状。因此，首次血液透析通常采用低效透析的方法，使血液尿素氮下降不超过 30%，同时增加透析频率，让机体内环境有一个适应过程。

（一）诱导血液透析前评估

（1）确认患者已签署透析医疗风险知情同意书，并做了肝炎病毒标志物、人类免疫缺陷病毒与梅毒检查，根据检验结果确定患者的透析部位。

（2）对患者病情（如原发病、生化检查等）进行评估；评估患者对自身疾病的认识程度；询问其饮食情况，观察有无水肿，精神状况和意识是否正常等，根据患者病情制定诱导透析的护理方案。

（二）诱导透析监护

除常规内容外，诱导期内的透析监护还应包括以下内容。

（1）使用小面积、低效率的透析器，使尿素氮清除率低于 400。

（2）原则上超滤量不超过 2 L，若患者有严重的心力衰竭或水钠潴留则可选用单纯超滤法。

（3）血液流量通常为 150 ~ 200 mL/min，必要时减少透析液流量。可适当增加体重较重或体表面积较大者的血液流量。

（4）通常首次透析时间为 2 小时，第二次为 3 小时，第三次为 4 小时。若患者的尿素浓度在第二次或第三次透析前依旧很高的话，同样需要缩短透析时间。通过几次短而频的诱导，将透析时间逐渐延长，过渡至规律性透析。

（5）患者在最初的几次透析中易出现失衡综合征，因此应密切观察患者在透析中是否出现头痛、恶心、呕吐、血压升高等症状，出现上述症状时应立即处理，必要时按医嘱终止透析。

（6）在首次血液透析时，应谨慎选用抗凝方法和肝素剂量，观察抗凝效果，避免出血。血液透析过程中注意跨膜压、静脉压、血液颜色变化，注意观察动静脉空气捕集器中有无血凝块及凝血指标的变化。透析结束后观察透析器和血液循环管路的残血量，判断抗凝效果。

（7）健康教育：终末期肾衰竭患者经过诱导期透析后将进入维持性血液透析。终末

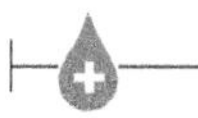

期肾脏病带给患者的压力，加上透析治疗对生活和工作产生的影响，使患者普遍存在复杂的心理、生理及社会问题。因此，在最初的几次透析中，血液透析护士应与患者加强沟通，了解患者的需要，解释血液透析治疗中的相关问题，对患者的饮食营养和血管通路的自我护理进行指导等，帮助患者制定食谱并协助调整饮食结构，使患者明确对水分、钾、磷、钠摄入控制的重要性，以防发生急、慢性心血管并发症。让患者明白肾脏替代治疗并不是单纯的透析治疗，还需要同时结合其他方面的治疗，才能达到最佳效果。通过交流，建立良好的护患关系，进一步增强护患双方的信任，使患者得到有效的“康复”护理。

（三）首次血液透析护理流程

首次血液透析护理流程，见图 4-5。

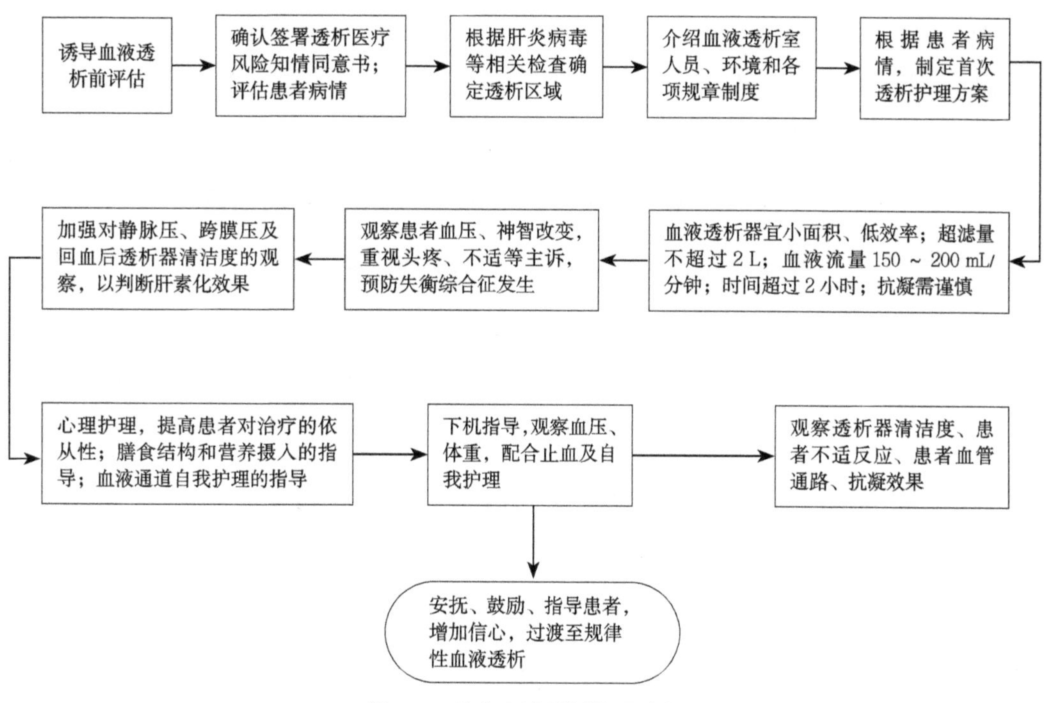

图 4-5 首次血液透析护理流程

四、血液透析治疗过程中的监控与护理

血液透析治疗过程中的监控与护理包括对患者治疗过程的监控和护理及对机器设备的监控与处理。

（一）患者治疗过程的监控和护理

1. 建立体外循环

在患者建立体外循环后，护士应在离开该患者前确定：已妥善固定好体外循环血液管路和动静脉穿刺针；机器已处于透析状态；患者舒适度佳；已启动抗凝泵；已正确设定各项参数；悬挂 500 mL 生理盐水，并与体外循环血液管路相连接以备急用。

2. 严密观察病情变化

对患者的生命体征和意识变化进行严密监测，每小时测量并记录一次脉搏与血压。对老年体弱、容量负荷过多、首次透析、心血管系统功能不稳定及重症患者应加强对其生命体征的监测和巡视，危重患者可使用心电监护仪进行连续监护。

3. 预防急性并发症

加强生命体征的监测、重视患者主诉和透析机运转时各项参数的变化，对预防及早期治疗急性并发症起着关键作用。

4. 抗凝

在保证抗凝效果的同时，避免出现出血等并发症。依照患者病情选择低分子肝素、小剂量低分子肝素、常规肝素、小剂量肝素、无肝素等抗凝。

5. 观察出血倾向

出血倾向包括：患者抗凝后出现消化道便血、呕血；黏膜、牙龈出血；血尿；高血压患者脑出血；女性月经量增加；穿刺伤口渗血、血肿；循环管路破裂、透析器漏血、穿刺针脱落等。若发现患者有出血倾向，应立即通知医生，可视情况减少肝素用量，或在结束时用鱼精蛋白中和肝素，必要时停止透析。对于出血或术后的患者，可按照医嘱酌情采用低分子肝素或无抗凝剂透析。治疗时，应对依从性差的患者严加看护，使用约束带制动，避免因躁动而导致穿刺针脱离血管造成出血。

6. 护理流程

治疗过程中的监控与护理流程，见图 4-6。

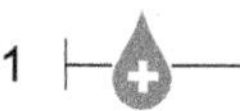

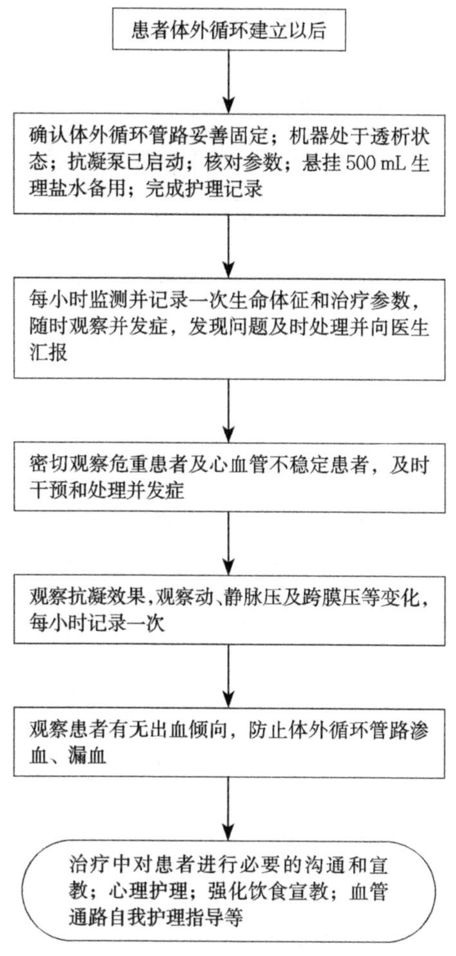

图 4-6　治疗过程中的监控与护理流程

（二）透析机的监控和处理

查看透析机运转的情况。当有任何一项治疗参数，如跨膜压、血流量、漏血、电导度及动脉压静脉压等不在正常范围内，机器都会发出警报。当机器发出警报时，先消音，随后查明原因，将问题排除后按回车键确认，继续透析。其中最重要的一步便是查明报警原因，例如，当静脉穿刺针脱离患者血管时，静脉压会发出超下限警报，假如操作者没有查明报警原因就按了两下机器的回车键的话（按第一下为警报消音，按第二下为确认消除警报），透析机静脉压监测软件将会根据静脉压力的在线信息重新设置下限报警范围，从而使机器继续运转，若没有及时发现穿刺针滑脱和出血状况，将会导致患者发生大出血甚至危及生命。

五、血液透析结束后患者的评估与护理

（1）可依据患者在透析过程中的血压状况和反应来评估患者透析后的体重是否达到干体重，并根据患者对脱水量的耐受情况，对下次透析的处方进行调整。患者透析后的干体重不符合实际超滤量的原因包括：透析过程中静脉补液或体重计算错误、患者饮食摄入过多、机器存在超滤误差、透析过程中额外丢失液体等。

（2）对于中心静脉留置导管和伴有感染的患者，必须测量其体温。

（3）在透析当日的 4 小时内，切勿进行肌内注射或创伤性的手术和检查。对于透析中存在出血倾向者，可根据医嘱使用鱼精蛋白中和肝素。

（4）对在透析过程中出现抽搐、高血压、低血压等不适反应的患者，在透析结束后，应待其血压稳定、不适症状有所改善后方可在家属的陪护下回家；而住院患者则应在相关人员的护送下回到病房。危重患者的病情变化情况、透析情况、用药情况应和相关病房的工作人员进行详细交班。

（5）测量体重时，患者起身要注意安全，防止跌倒。对于身材高大或血压偏低的患者，要避免出现直立性低血压。

（6）对于使用弹力绷带压迫动静脉内瘘穿刺点进行止血的患者，应在包扎后触摸内瘘有无搏动和震颤，避免内瘘因包扎过紧而闭塞。10 ~ 30 分钟后，确认动、静脉穿刺部位无渗血或出血后，便可松开绷带。血压偏低者需谨慎使用弹力绷带压迫动静脉内瘘。

六、夜间长时血液透析

2009 年，海军军医大学第二附属医院（上海长征医院）参考国外的家庭透析模式，引进了夜间长时透析治疗。夜间长时透析（nocturnal hemodialysis，NHD）指的是利用患者的夜间睡眠时间进行透析治疗。它改良了传统的间歇性血液透析模式，降低了维持性血液透析患者的远期并发症发生率，使血液透析患者的生存率和生活质量得到了提高。

（一）夜间长时血液透析的优势

相较于传统的间歇性血液透析，该治疗方式不仅改善了患者的贫血、营养不良、高

血压及左心室肥大等问题，还降低了急、慢性并发症发生的概率，提高了患者的生活质量和生存率。根据多年的经验和临床结果，在6个月的夜间长时透析后，患者的生理功能、社会功能及活力等均得到了较大的改善。

2. 有效降低患者心血管并发症的发生率

夜间长时透析能够有效改善血压状况。经过3～6个月的夜间长时透析的患者，血压可以在透析前后维持在较为理想的状态，大大降低了透析中低血压和高血压的发生率。

3. 改善贫血

透析不充分是导致患者贫血难以纠正的主要原因之一，而夜间长时透析的频率为每周3次，透析时间达到了每次7～8小时，因此能使患者充分透析，并使血液中促使红细胞增生的基因表达增多，从而明显改善贫血。

4. 对钙、磷和尿素的清除增加

越来越多的文献表明，高血磷会提高终末期肾病患者心血管疾病的发生率和病死率。血磷的降低取决于透析时间的长短，常规的血液透析清除血磷的效果不理想，而每次7～8小时的夜间长时透析能够明显降低血磷，进而降低终末期肾病患者的病死率。有研究表明，进入夜间长时透析6个月后，患者的血磷、甲状旁腺激素、血钙、尿素、低密度脂蛋白的下降率等都会有较大的改善。

5. 提高经济效益，降低医疗费用

据统计，夜间长时透析患者的年平均住院次数显著减少，这大大降低了住院费用，与传统间歇性透析患者的用药费用差距明显。

6. 保持患者健康的心态

患者在晚上10点以后进行透析，可以做到边透析边入睡，不耽误第二天的工作，这种透析方法既改善了患者的心情，也使患者的治疗依从性有所提高。

（二）夜间长时血液透析的护理

1. 患者准入评估

夜间透析患者，应由主治医师或护士长对其进行全面评估。评估内容有：自愿参加夜间透析；有自主活动能力；一般情况良好，体表面积较大；透析不充分；长期透析但伴有贫血、钙磷代谢控制不佳。

2. 透析方案

每周透析 3 次，每次 7 ~ 8 小时。使用高通量透析器，血流量为 180 ~ 220 mL/min，透析液流量为 300 mL/min，个体化抗凝。

3. 环境方面

舒适、整洁、安静的环境，光线柔和，为患者营造在家中入睡的氛围。

4. 制定安全管理制度及工作流程

（1）完善制度：①完善陪客制度、患者转运制度、治疗开始的时间等。②规范夜间工作流程，加强对各环节的管理。③定期召开安全分析会，分析容易发生护理差错和缺陷的工作环节，修订夜间工作流程与工作制度，保证治疗的安全性和可靠性。

（2）血液在透析时都在体外循环，稍有不慎就会产生严重后果，因此应加强对透析中患者的巡视工作：①护士应在患者透析过程中进行严密巡视，监测其生命体征、循环管路、机器等，帮助患者及时解决夜间可能出现的问题。②观察患者有无急性并发症的出现，积极处理机器报警。③完成患者其他的治疗，保证透析过程的安全。

（3）做好透析后患者的管理工作：①避免跌倒等意外的发生，做好患者的安全转运工作。②及时测量患者透析后的血压，做好安全评估，叮嘱患者需卧床休息 10 分钟后再起床。

（4）加强交流与沟通：由于个别患者会对夜间长时透析产生疑虑，因此，只要患者选择了夜间透析，医护人员就应支持并积极鼓励他们，使其对自己的选择充满信心。对于那些因习惯的改变而出现失眠或入睡困难的患者，医护人员可以告知一些对抗失眠的方法，如寻找失眠原因，提高睡眠质量，听舒缓的音乐、学会放松，告诉患者不必太过紧张等。若患者确实无法适应夜间透析，护士应及时与医生、患者及其家属沟通，寻找更适合患者的透析方法。

（三）对护士的人性化管理

夜间长时间透析的开展，使患者大大受益，但会导致护士的生物钟发生紊乱。怎样对护士进行人性化管理和爱护呢？

（1）选择相对固定的护士。这些护士在与患者的长期接触中，彼此之间已经建立起了相互信任的感情，加上他们对患者的病情更加了解，并在血管通路的延续性护理方面有

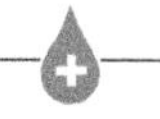

经验，符合整体护理的理念。

（2）合理搭配护理力量。实行“新老护士搭配制”，根据护士的资历、能力等综合素质进行分组，如每组由一名临床经验丰富、专业素质过硬的护士组长和两名低年资的护士组成，共同管理 18 例患者。

（3）白班、夜班护士之间互相帮助、互相关心、互相爱护。

第四节　水处理系统技术及进展

常规血液透析（每周 2 ~ 3 次）中每位患者每周使用的透析液为 300 ~ 400 L，而在高流量的血液透析过程中，透析液的使用量会更多。透析液中任何小分子量的物质都能够通过弥散作用穿过半透膜进入患者血液，并可能引起严重并发症。在高流量血液透析滤过中，因为大量的置换液直接进入患者体内，所以若水中存在的污染物同时进入患者血液，将十分危险。因此透析用水和透析液的净化至关重要。

一、水处理系统的维护和监控

（一）水处理的目的

水处理系统的目的是清除所有影响透析液电解质浓度、对透析机造成损害及对人体有害的物质。水中的污染物主要包括溶解于水中的有机和无机物质、悬浮于水中的颗粒及穿过半透膜进入患者体内的细菌产物（表 4-1）。

表 4-1　水中常见污染物及其对人体的毒性作用

污染物	对人体的毒性作用
铝	脑病、痴呆、小细胞性贫血、骨病
钙、镁	头痛、虚弱、恶心、呕吐、高血压
铜	头痛、溶血、贫血、恶心、肝炎
锌	呕吐、高热、贫血、恶心
钠	口渴、头痛、高血压、肺水肿、昏迷

续表

污染物	对人体的毒性作用
氯胺	贫血、溶血、血红蛋白血症
氟	骨软化
硝酸盐	低血压、溶血、恶心、发绀、血红蛋白血症
硫酸根	恶心、呕吐、酸中毒
微生物致热原	高热、低血压、恶心、呕吐、休克
内毒素	透析相关淀粉样变性

（二）水处理设备及方法

水处理设备主要包括沉淀物过滤器、活性炭过滤器、软化器和反渗透装置等。

1. 沉淀物过滤器

砂滤是沉淀物过滤器中的一种，能够除去水中的杂质和悬浮于水中的胶体物质。一般在前级使用，价格低，能去除 90% ~ 98% 的直径为 0.5 ~ 10 μm（20 μm 以下）的不溶性颗粒，对下游设备的安全起到保护作用。

2. 活性炭过滤器

活性炭过滤器的主要作用是吸附水中的可溶性有机物、氯胺、活性氯、致热原和色素等，是水处理系统前处理的重要组成部分之一。氯胺、游离氯及部分分子量小于 300 道尔顿的非离子有机溶解物不能被反渗膜清除，必须通过活性炭吸附。由于活性炭有释放出微粒子的可能，因此一定要在其下游安装微粒过滤器，以防堵塞下游设备和破坏反渗膜。

3. 软化器

通过钠型阳离子与树脂的交换来去除镁、钙离子，进而降低水的硬度，更好地防止患者出现因水中的镁、钙离子高于正常浓度而导致的“硬水综合征”，同时避免了因下游设备中碳酸钙的生成而堵塞反渗膜及其他设备情况的出现。值得注意的是，软化后水中只有离子的浓度发生了变化，总离子含量不变（电导度不变）。

4. 反渗透装置

反渗膜是一种半透膜，能够阻挡分子量大于 300 道尔顿的溶解性有机物、无机物、细菌、病毒、内毒素和颗粒，可排除 92% ~ 95% 的单价离子和 95% ~ 99% 的双价离子。反渗透装置是水处理系统最后的屏障，是各种水处理系统中不可缺少的重要组成部分。可通过二次反渗处理来达到超纯透析液的要求。

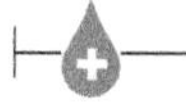

（三）水处理系统布局及要求

通常一套水处理系统的使用期限为 5 ～ 8 年，而透析中心的整体改造周期也需要 5 ～ 8 年的时间，因此前期场地的选择应顾及未来的长期发展。建议在整体和场地布局设计时考虑好以下因素。

1. 场地要求

（1）场地面积：根据 SOP 要求，考虑到维修与保养空间，场地面积应为水处理设备占地面积的 1.5 倍。若现有多套水处理系统或考虑到未来将增加的新的水处理系统，那么每套水处理系统的占地面积应不少于 15 m^2。

（2）场地布局：长方形的场地更便于充分利用空间，房间的宽度建议不要小于 2.5 m。一般情况的单前处理系统与双前处理系统的场地布局见图 4-7、图 4-8，可以在空余的空间中放置纯水水箱和透析液的临时配置。

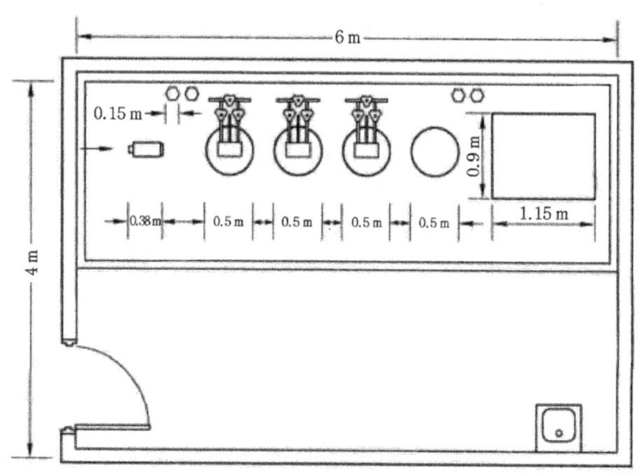

图 4-7　单前处理系统场地布局

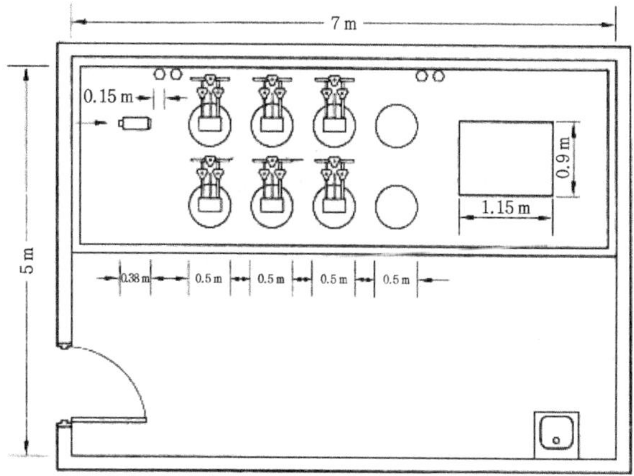

图 4-8　双前处理系统场地布局

（3）场地位置：水处理系统要和污染区分开，将其置于透析中心的清洁区域；尽量让水处理系统远离透析中心治疗区域，以免噪声对治疗产生影响。

（4）场地承重：由于水处理系统的重量较大，因此若将水处理系统安装在一楼以上楼层的话，需考虑该栋大楼的承重问题，首先应同建筑设计部门或基建部门确认楼层承重能力，再选择合适的安装地点，必要时可对楼板的反面进行承重加固，或采取其他形式使受力分散。

（5）设备通道：因水处理系统的尺寸较大，所以在安装设备及保养维修的过程中需要充分考虑它所经过的楼梯、楼梯转角平台、电梯、房门及走廊等的高度与宽度能否满足要求。一般要求净宽度不小于 1 m，净高度不小于 2 m，或参照设备实际的尺寸进行相应的改动和设计。

（6）附属设施：①建议在水处理室中安装除湿、恒温装置。②要对水处理室的墙面及地面做出相应的防漏、防水处理。③若水处理室中有窗户，需安装窗帘以避免阳光照射。

2. 电路要求

（1）供电和接线要求：供电电压为 220 V 单相三线供电（一火线一地线一零线）或 380 V 三相五线供电（三火线一地线一零线）。需保证接地良好，且接地线与零线之间的阻值≤ 4 MΩ。

（2）供电保护：为避免三相电源供电出现相序被接反、电压不稳或缺相等情况，可考虑安装相位确认器、稳压电源和缺相保护器。注意各种电线的横截面积和可承受的功率。插座及配电开关需达到以下要求：①需在配电箱内安装若干个带漏电保护的空气开关，可以分别控制每个主机和插座，起到方便开关和保护设备的作用。②应尽量将总空气开关安装到门口或距离门口较近的位置，以便在紧急情况下迅速切断总电源。③为避免水意外溅到电源插座上而产生危险，所有电源插座都要使用带防水溅盒的防水插座，插座的安装高度为 1.5 m。如果原水处理室墙面较低或已有普通电源插座，那么就需要做密封处理或者更换为防水溅插座。④插座的位置、数量和具体形式应根据厂家要求及设备的实际情况进行设置。

3. 水路要求

（1）原水供水。

①供水管路的尺寸：一般不小于 3. 8 cm。

②供水压力：正常用水流量压力稳定，不小于 2 kg/cm^2。

③供水流量：一般是反渗机出水量的 3 倍以上。但考虑到预处理反冲时需要更大流量，因此请参考厂家的设备要求。

④供水温度：5 ~ 30 ℃。反渗机的出水量随着水温的降低而减少，5 ℃时的出水量大约只有 20 ℃时出水量的一半。某些进口反渗机，当其水温高于 30 ℃时会发出警报并停止工作。

⑤在总供水管路上需要安装压力表和总进水阀门。为了在清洗水箱或临时停水时依然能够排污水和排气，建议安装一组旁路阀门，从而避免大量污水进入水处理系统。

⑥供水的水质理化指标应参照厂家的设备要求。

⑦若当地的水网供水压力不稳定或经常停水，则建议采取双路供水或安装备用原水水箱。原水水箱的容量应根据血液透析室的机器数量及透析的治疗时间来计算。

⑧在安装为前处理供水的原水加压泵时，建议额外安装一个备用泵以避免因加压泵出现故障而影响治疗。

（2）反渗水送水。

①为防止管路内有无效腔，滋生内毒素和细菌，需要在反渗水的送水管路上采用闭合回路形式的供水。

②使用反渗水水箱供水时，需对水箱进行密封，以防灰尘进入，同时安装相应规格的紫外线消毒灯，或能够使水箱内部纯水一直处于流动状态的冲洗装置，以最大限度地降低细菌和内毒素水平。需定期对水箱进行消毒与取样检测。

③尽量保证送水管路短而直，尽量减少直角弯头的使用数量，从而降低发生水阻和细菌滋生的风险。

④需在血透机与反渗水送水管路的相连处安装阀门，且尽量向主管路靠近，来减少无效腔、降低消毒液残留的风险。

⑤建议将快速接头安装在反渗水送水管路与透析机的相连处，这样不仅能够方便快

速地连接水管路，而且便于维护。

⑥建议将取样口和压力表安装到反渗水送水管路的出水口和回水口上，并保持取样口清洁，以便对水路中的供水压力与回水压力进行观察，且便于采样与检测供水口和回水口。

（3）排水。

应做好水处理室地面的防水设计，提倡做排水沟，通常排水沟的宽度为 15 cm，深度为 15 ~ 20 cm。一般情况下，纯水的产水量与废水的排放量基本一致，因此通过纯水的产水量便可得知废水的排放量，再加上预处理反冲时的排水量，就能够评估排水沟的容积是否满足需求。

若使用排水管，则要求：排水管距离地面的高度小于 30 cm，以确保血液透析设备的排水阻力不会过大；要设计出 2° ~ 5° 的倾角，使水流排放顺畅；同时，应在垂直管道部分加装回水弯，从而封闭管路中的异味（图 4-9）。

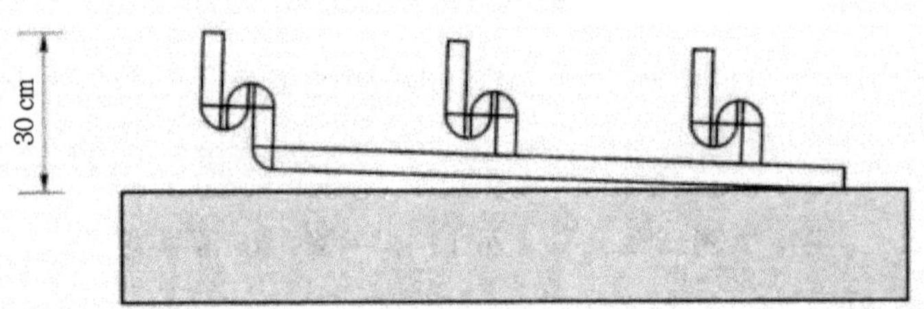

图 4-9 排水管

（四）水处理系统的日常监测及保养

1. 水处理系统的日常监测

（1）定期检测并记录废水流量、进水压力、进水电导度、纯水压力、纯水流量等参数。

（2）定期取样并记录软水灌注前后的硬度水平、活性炭罐前后水样的总氯水平、内毒素检测情况及反渗水的细菌培养情况（通常在水处理系统正常运转 15 分钟后取样）。

（3）定期校正自动反冲阀头的时间，以免治疗时进入自动反冲程序。

2. 水处理系统的保养

（1）原水加压泵的日常保养：为了监测泵前后压力的变化，将两个压力表分别安装

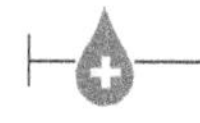

在进水泵的前后。一般泵前压小于泵后压，当泵前压＜49 kPa（0.5 kg/cm^2）时，需检查供水水源，避免因泵空转造成的损坏。通常同时安装泵旁路阀、泵进水阀和泵出水阀，这样在出现紧急情况时（如泵电机损坏），可将进水阀与出水阀关闭，让水流从旁路阀通过，以便应急使用。

（2）水过滤器的日常保养：为了监测系统前后压力的变化，分别将两个压力表安装在过滤器的前后。一般系统前压大于系统后压，当系统前压和系统后压的压力差＞49 kPa（0.5 kg/cm^2）时，需检查水过滤芯有无阻塞。若出现阻塞，则需要同时更换两个并联的滤芯。滤芯的更换频率主要取决于进水水质。

（3）砂滤罐及控制头的日常保养：为了监测砂滤罐前后压力的变化，将两个压力表分别安装在砂滤罐的前后。一般罐前压大于罐后压，当罐前压与罐后压的压力差＞49 kPa（0.5 kg/cm^2）时，需检查砂滤罐有无阻塞，若出现阻塞，建议进行反冲程序。进水水质与反渗透机的使用频率决定了反冲程序的频率，建议每周反冲 1 ~ 2 次。通常同时安装罐旁路阀、罐进水阀和罐出水阀，这样在出现紧急情况时（如罐体或控制阀损坏），可将进水阀与出水阀关闭，让水流从旁路阀通过，以便应急使用。

（4）除氯罐及控制头的日常保养：为了监测除氯罐前后压力的变化，将两个压力表分别安装在除氯罐的前后。通常罐前压大于罐后压，当罐前压与罐后压的压力差＞49 kPa（0.5 kg/cm^2）时，需检查除氯罐有无阻塞，若出现阻塞，建议进行反冲程序。建议反冲频率为每周 1 ~ 2 次。反冲频率的重要参考指标是水中的总氯和游离氯水平是否达到要求，这就需要我们每日对除氯罐的出水采样口进行 1 次监测与采样。若反冲后仍无法达到要求，建议更换活性炭填料（通常 1 ~ 2 年更换 1 次）。通常同时安装罐旁路阀、罐进水阀和罐出水阀，这样在出现紧急情况时（如控制阀损坏），可将进水阀与出水阀关闭，让水流从旁路阀通过，以便应急使用。

一般通过计算空床接触时间（empty bed contact time，EBCT）来选择活性炭罐罐体的大小和加注活性炭的量。空床接触时间是活性炭与水流过滤器接触的时间，除去游离氯的时间为 6 分钟，除去氯胺的时间为 10 分钟。

$$V=S\times EBCT$$

该公式中：V= 活性炭体积（m^3）；S= 水的流量（m^3/h）。

（5）软水罐及控制头的日常保养：为了监测软水罐前后压力的变化，将两个压力表分别安装在软水罐的前后。通常罐前压大于罐后压，当罐前压与罐后压的压力差 > 49 kPa（0.5 kg/cm^2）时，需检查软水罐有无阻塞，建议进行再生程序。进水硬度与反渗透机的使用频率决定了再生程序的频率，若出现阻塞，建议再生频率为每周一次。同时，再生频率的重要参考指标是水的硬度是否达到要求，这就需要我们每周对软水罐的出水采样口进行一次监测与采样。通常同时安装罐旁路阀、罐进水阀和罐出水阀，这样在出现紧急情况时（如控制阀损坏），可将进水阀与出水阀关闭，让水流从旁路阀通过，以便应急使用。盐缸要定期检查或添加纯净的氯化钠，以保证盐水的饱和度，用于再生树脂。每日准确核对所有罐体控制头的再生时间，防止在正常供水时，发生再生或反冲现象，影响患者正常透析治疗。

3. 水处理系统的消毒

根据 AAMI 标准，当内毒素 > 0.25 EU/mL、菌落数 > 50 CFU/mL 时，应进行干预。

（1）水处理主机的消毒。

①化学消毒：对反渗机进行消毒时，可以使用最终浓度为 0.3% 的过氧乙酸。不同反渗机有不同的消毒方式，具体请参考水处理设备厂家出具的操作手册。

②热消毒：由于不同反渗膜的特性不同，可对部分型号反渗机的反渗膜使用热水消毒，水温可达 90 ℃，程序由反渗机自动控制。

（2）水箱及送水管路的消毒。

化学消毒：①消毒送水管路和水箱时，应使用最终浓度为 0.3% 的过氧乙酸，根据病房管路的长度与所使用水箱的大小估算总容积，进而计算出将要使用的过氧乙酸总量。②注入相应容量的过氧乙酸后，循环 30 分钟，使管路中的过氧乙酸浓度混合均匀。③消毒液驻留 2 ~ 6 小时。④反渗水冲洗 2 小时，使用过氧化物残余测试试纸，对管路的出水口、中段、回水口进行消毒液残余测试，确保没有消毒液残留。若仍有消毒液残留，则需继续冲洗直至检测不出消毒液残余。

热消毒：使用的管路材料不同，部分热消毒反渗机可每日对送水管路进行热消毒，反渗机自动控制程序。

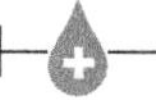

二、水处理系统的发展应用

水处理系统不仅决定着透析用水的品质与安全，还直接影响到透析患者的治疗效果与生存质量。在血液透析技术不断发展的今天，医生和患者对血液透析用水的品质与安全提出了更高的要求，相关部门也对水质提出了更严格的标准和规范要求。

大多数医院早期透析机的数量很少，水处理系统的规模也不大，配置简单（图4-10）。前处理单元中的各级过滤罐多采用小容量、单级串联形式排列；罐控制头通过机械手动式控制再生与反冲工作；反渗机压力控制不稳、装置简单、膜容量小；水路和电路反馈不完善，难以正确采集各项流量参数；存在一定盲区，容易出故障；因系统大多采用非中央直供式供水，且透析机都由一个储水箱集中供水，所以有二次污染的可能；各连接管道使用的医用 PVC 材质管路时间久了会出现滴漏现象；由于使用储水箱集中供水，因此需定期对管道和水箱进行化学消毒并在消毒结束后用大量的水反复进行冲洗，测试是否残余化学消毒剂，这项工作不仅费时、费力、费水、费电，还存在安全隐患；尽管通过消毒可以抑制水中微生物及细菌的生长或将其灭活，但形成的生物膜容易在水管内壁上积聚，且一般无法通过化学消毒去除；由于采用的是一级反渗（单级）供水，若反渗机或水路、电路出现故障会停水，直接影响患者的治疗。

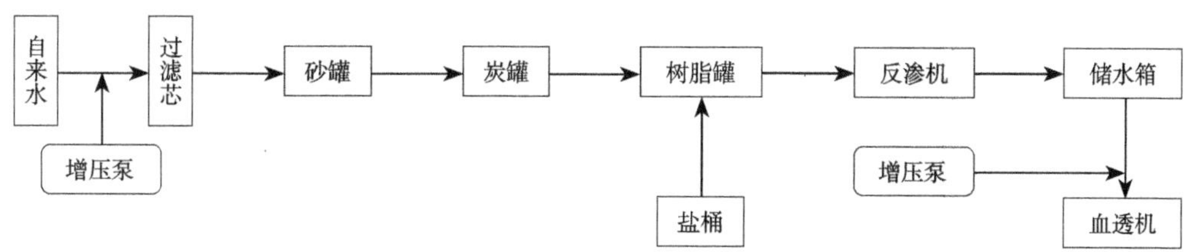

图 4-10　早期的水处理系统组成

如今大多数医院都采用了双级反渗、中央供水的水处理系统（图 4-11）。

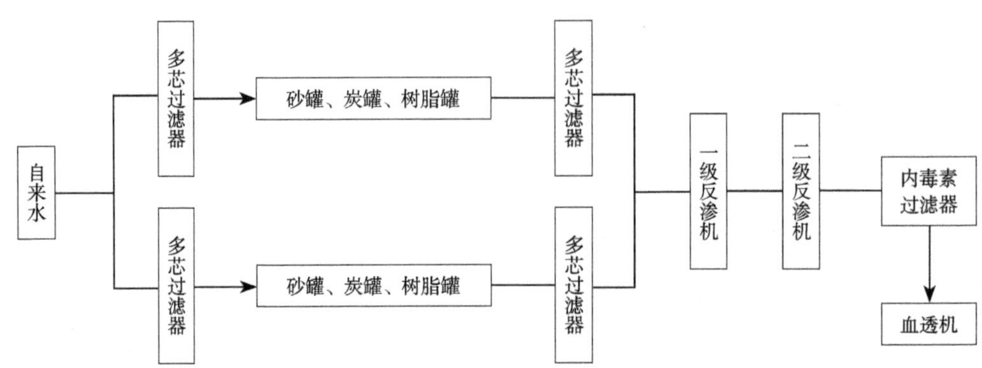

图 4–11 目前的水处理系统组成

目前在医学科学的不断发展下，患者的生存率与生活质量也在提高，未来需要更可靠、完善，配置更科学、合理的水处理系统，具体描述如下。

（1）前级泵（增压泵）采用双级并联多芯过滤器和双级并联变频泵；前处理单元中各级过滤罐采用的双级并联排列，使得罐体更长、更大，罐内容物与水的接触面积也随之增大，接触时间也有所延长，过滤效果变得更明显；过滤器控制头采用更可靠、安全的电子显示屏与数字自动控制的控制头。

（2）安全自动地控制各罐的再生与反冲，使其能够更加高效地运转；随着膜材料的改进，反渗机膜容量也随之增加，加上双级反渗处理的应用，供水质量得到了提高，出水量也更加稳定。

（3）在整个系统的自动化程度不断提高的基础上，各种新电子元器件与新材料的应用也在逐渐扩大，整体管线的操作更简便、配置更合理、运行更可靠、布局更科学、监控更全面。水处理系统能更全面地显示出电导度、废水量、出水量及回水量；电子显示屏则能详细地显示实时电路图、水路图和工作流程图，方便且直观；多声道光电报警的存在使监控更加可靠、安全；带开关的取样口与检测口使取样更加方便。

（4）为了便于对系统进行保养与维护，在系统的各个连接管路处增加了断路阀、短路阀及电子开关，这样在双级反渗机系统出现故障时能够临时切换为单级反渗机工作模式，待故障排除后再切换回双级反渗供水模式，使透析用水不间断，保证了供水安全。

（5）反渗水产出后与具有热消毒功能的血透机连接，管道采用不锈钢材质或 PAX；

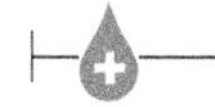

采用高频率的 92 ℃的水每日对管道进行预防式的热消毒以冲洗管路，不仅避免了管道内细菌生物膜的形成，而且使水质也有了进一步提升。

（6）目前，更高端的水处理系统会在反渗机的出水末端加装大容量的内毒素过滤器，使反渗水中的内毒素含量随之降低，而在线内毒素测试装置的配备使反渗机产水更加实时、安全、有效。

（7）计算机的配置与应用可有效管理水处理系统的各环节。检测各参考值数据，动态显示并自动生成图表，24 小时不间断监控和记录各项数值，汇总成图表、曲线，用于分析研究水质的变化规律。为确保透析用水的安全运行、完善水处理系统，工程技术人员可以通过互联网技术在各个地方联网，实时了解医院水处理系统的工作情况，方便迅速做出反应。

第五节　维持性血液透析患者的用药指导及护理

作为一种慢性肾衰竭的替代疗法，透析疗法无法完全替代肾脏功能。在患者漫长的维持性血液透析之路中，全面、综合的治疗方案是必不可少的，其中包括相应的药物治疗，这样不仅可以减少透析并发症的发生，还能进一步提高患者的生存率与生活质量。

一、降血压药

（一）用药指导

1. 钙通道阻滞剂（calcium channel blocker，CCB）

按照不同的分子结构，可将其分成二氢吡啶类与非二氢吡啶类；按照不同的药物作用时间，可分成短效与长效制剂。如今在临床上最常用的是长效二氢吡啶类，代表药物有氨氯地平。它的优点是降压效果强、起效快、个体间差异小，且除了心力衰竭之外很少有其他的治疗禁忌证；缺点是可能会出现脸色潮红、下肢水肿、头痛及心率增快等不良反应。

2. 血管紧张素转换酶抑制药（angiotensin converting enzyme inhibitors，ACEI）

长效的药物包括贝那普利、依那普利、福辛普利等，短效的有卡托普利。这类药物的优点是起效快且药效逐步增强，用药 3 ~ 4 周可达到最大的作用，非常适合心血管等靶器官受损患者及糖尿病患者；不良反应包括血管性水肿与刺激性干咳，肾衰竭患者使用时需小心可能出现的高血钾。

3. 血管紧张素Ⅱ受体阻滞剂（angiotensin Ⅱ receptor blocker，ARB）

自身具有独特优点，用药 6 ~ 8 周药效会达到最大，虽然其起效较为缓慢，但降压作用平稳且持久，药效能持续 24 小时以上，有较少的不良反应，因此常常作为 ACEI 发生不良反应之后的替换药。

4. β 受体阻滞剂

β 受体阻滞剂起效较为迅速，对于合并心绞痛或心率较快的患者更为适合。不良反应主要包括传导阻滞与心动过缓，若突然间停药不仅有可能出现撤药综合征，还有掩盖糖尿病患者低血糖症状的可能。支气管哮喘与急性心力衰竭的患者禁止使用。

90% 以上的尿毒症患者都有不同程度的高血压，并且大部分都需要长期口服药或联合用药，其中较为常用的联合方案为 CCB+ACEI/ARB+β 受体阻滞剂，可根据个人情况对剂量进行调节，但切勿随意改变治疗方案或停止治疗。若想降低尿毒症患者的心脑血管疾病的死亡率，控制血压是十分关键的。

（二）用药护理

（1）导致冠心病、脑卒中发生的主要危险因素是高血压，且在冠心病、脑卒中患者中高血压具有较高的发病率。所以，防治高血压是预防心血管疾病的关键。通过降压药物常规治疗可以有效地降压，但若用药不规范或没有坚持用药，血压的控制效果则不佳。

（2）应平稳、缓慢、持续地进行降压治疗，以免诱发心肌梗死、心绞痛、脑血管意外等；遵照医嘱调整并选择适合患者的降压药，可首先选择一种药物，然后从小剂量开始逐渐加大；尽量选择能够保护靶器官的长效降压药。

（3）用药之前，向患者说明所使用药物的名称、使用时间、用法及可能会出现的不良反应，并强调药物治疗的必要性，以减轻患者的恐惧与担忧。

（4）用药时，对于记忆力较差的老年患者，应帮助其规范、按时地用药，并按时测

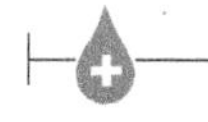

量血压，以便对药物的效果及不良反应进行判断。若患者出现心悸、头痛、头晕、出汗、面色潮红、血压波动较大、呕吐、恶心等不良反应时，需立即就医。

（5）随时监测血压，按规律服药，尽量在血压达到高峰之前服用降压药。

（6）提醒患者注意预防用药后可能出现的直立性低血压，防止发生跌倒及受伤。

（7）让患者学会自测血压，需要用同一台血压计、在相同时间测量血压。

（8）对于在透析时容易出现低血压的患者，需在透析之前减量或者停用一次降压药。

（9）对于透析时服用降压药的患者，结束透析之后，提醒其要缓缓地起床活动，避免出现直立性低血压。当出现四肢无力、恶心、眩晕时，应马上平躺，以增加脑部供血。

二、抗贫血药

（一）用药指导

1. 促红细胞生成素

每周起始用量为80～100 U/kg，分成2～3次进行皮下注射，不良反应为高血压。

（1）重组人红细胞生成素注射液（益比奥）：10 000 U/支。10 000 U/次，1次/周进行皮下注射。可能有少数的患者会出现血压上升。

（2）重组人红细胞生成素-β注射液（罗可曼）：2000 U/支。4000 U/次，2次/周进行皮下注射。

（3）重组人促红素注射液（利血宝）：3000 U/支。3000 U/次，2次/周进行皮下注射。相同剂量的促红细胞生成素，经静脉注射后的半衰期仅为4～5小时，而经皮下注射后的半衰期长达22小时，且在皮下注射4日之后，药物浓度仍维持在高浓度，所以皮下注射比静脉注射的效果更好。

2. 铁剂

（1）维铁缓释片（福乃得）：1片/次，1次/日，饭后半小时口服，整片吞服，切勿咬碎。不要在服药期间饮浓茶，切勿吃含鞣酸过多的食物；可与维生素C一起服用，以加强对此药的吸收。

（2）琥珀酸亚铁片（速力菲）：0.1 g/片。1～2片/次，3次/日，口服，饭后马上服用，以减轻对局部胃肠道的刺激。

（3）右旋糖酐铁注射液（科莫非）：100 mg/支。100 mg/次，2次/周，静脉滴注或静脉注射。会出现过敏反应。首次给予时，应先通过静脉滴注或缓慢静脉注射25 mg，不可少于15分钟，若没有出现不良反应，便可在30分钟之内将剩余的剂量注射完毕。

3. 其他药物

（1）脱氧核苷酸钠片：20 mg/片。2片/次，3次/日，口服。有改变机体代谢、增强细胞活力、促进细胞生长的作用。应经常在用药期间检查白细胞的计数。

（2）鲨肝醇片：20 mg/片。2片/次，3次/日，口服。可用于各种原因导致的粒细胞减少。

（3）利可君片（利血生）：20 mg/片。2片/次，3次/日，口服。可用于各种原因导致的血小板、白细胞减少症。

（4）叶酸片：5 mg/片。2片/次，3次/日，口服。为肾性贫血的辅助用药。在大量服用之后，尿会呈黄色。

（二）用药护理

（1）促红细胞生成素皮下注射比静脉注射的效果更好。

（2）分散剂量后的效果更佳。

（3）透析结束后注射促红细胞生成素时，应小心按压注射部位，避免出血。

（4）采用1 mL的注射器来抽取药液，使剂量更为精确。

（5）认真听取患者的主诉，尤其是头痛等不适症状。

（6）监测患者在用药期间的血压，定期检查肝脏功能与血红蛋白。

（7）将促红细胞生成素置于2～8 ℃的冰箱中避光、冷藏保存。

三、钙磷代谢相关药物

（一）用药指导

（1）骨化三醇胶丸（罗盖全）：0.25 μg/粒。口服，1粒/日。应根据患者的血钙水平制定每日最佳剂量。

（2）阿法骨化醇胶丸（阿法D_3）：0.25 μg/粒。口服，2粒/日。长期大剂量服用可能会出现头晕、恶心、便秘、皮疹等不良反应，停药后即可恢复正常。

（3）葡萄糖酸钙片：0.5 g/片。口服，2片/次，3次/日。大量饮用含咖啡因与酒精的饮料、大量吸烟，均会抑制口服钙剂的吸收；大量进食含纤维素的食物会抑制钙的吸收；活性维生素D可增强肠道对钙的吸收。

（4）碳酸钙片：0.5 g/片。口服，2片/次，3次/日。

（二）用药护理

（1）服用磷结合剂时，最好在吃饭时与饭菜一起咬碎吞下，使其在肠道内充分形成磷酸盐，以减少对钙的吸收，增强降磷效果。

（2）应在睡前空腹服用骨化三醇胶丸，以降低肠道对磷的吸收。

（3）补充血钙时，应在两餐之间给药。

（4）在用药期间定期检测血钙、血磷与甲状旁腺激素。

四、维生素

（1）维生素C：0.1 g/片。口服，2片/次，3次/日。不宜长期服用。

（2）维生素E：10 mg/片。口服，2片/次，3次/日。不宜长期服用。服用大量维生素E会导致血清三酰甘油及血清胆固醇的浓度升高。

五、其他药物

（1）左卡尼汀注射液：1 g/支。用于治疗慢性肾衰竭患者因血液透析而造成的左卡尼汀缺乏；提高心肌的能量代谢与氧化代谢，改善心脏功能，增强心肌收缩力，降低心律失常发生的概率；改善低血压；提高骨骼肌内肉碱含量，改善肌肉脂肪酸氧化，从而明显降低透析中肌肉痉挛的发生率。

左卡尼汀1 g+ 20 mL生理盐水，缓慢静脉注射2～3分钟。不良反应主要为一过性的恶心与呕吐，停药即可缓解。

（2）鲑鱼降钙素注射液：50 U/支。每日或隔日1次，肌内、静脉或皮下注射。用于治疗绝经后骨质疏松症、老年骨质疏松症、骨转移癌致高钙血症。用药期间监测血钙，观察有无恶心、缺乏食欲、颜面与双手潮红等不良反应。

第六节 血液透析相关血标本采集及流程

在血液透析前后对肌酐、电解质、血尿素氮等标本的采集必须来自于同一次的血液透析。为防止血样被肝素或生理盐水稀释，必须在透析开始之前采集血样；而为了使尿素反弹的影响降低，并防止血样被再次循环的血液稀释，应在血液透析之后采用停泵或慢泵技术采集血样。在血液透析的过程中应标准化地采集血尿素氮等，以确保血液透析前后的结果有可比性。

一、血液透析前血样采集

1. 以人造血管或动静脉内瘘为血管通路时的血样采集

（1）连接动脉管路之前，可从静脉端或动脉端采血，但必须保证管腔内或穿刺针中在采血之前无生理盐水（或肝素）。目的：避免稀释血样。

（2）若管腔内仍存在生理盐水（或肝素）或血液透析已开始，那么将无法采样。目的：避免采集到透析之后的血样或者采集到稀释后的血样。

2. 以中心静脉留置导管为血管通路时的血样采集

（1）在血液透析之前，将用于封管的生理盐水（或肝素）从静脉或动脉导管中抽出来，一定要保证管腔内或穿刺针中在采血之前无生理盐水（或肝素）。目的：避免稀释血样。

（2）对于儿童患者，按照封管量抽出 3 ~ 5 mL 的血液；对于成人患者，采用无菌技术从动脉导管中抽出 10 mL 的血液。若准备回输，需保存好这些血液并使其保持无菌状态。目的：保证血样不会被肝素所稀释。

（3）更换注射器之后抽取血样，也可以将步骤（2）中预先抽取的血液回输（注意：必须从静脉端滤网回输）。目的：减少失血，对儿童患者尤其重要。

（4）开始进行血液透析。

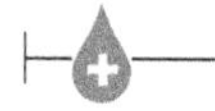

二、血液透析后血样采集

1. 慢泵技术

（1）目的：将动脉管腔与穿刺针内的无效腔去除，使管腔与动脉穿刺针内充满未经再循环的血液，避免因血管通路的再循环而影响采样。

（2）方法：①将血泵转速维持在 50 ~ 100 mL/min，持续 15 秒，透析后的血液样本从动脉管路的采样点采集。目的：确保采集到的是没有经过透析的血样。②血泵停止之后，按照常规进行回血并将管路卸下。

2. 停泵技术

透析结束之后，可通过关闭透析液或者减至允许的最低的血液流速来将超滤率降至 50 mL/（kg · h），或将超滤停止。

（1）目的：使血液透析停止但不会停止血液循环，使体外管路凝血的危险性降低。

（2）方法：①马上停止血泵。②将动、静脉管路与动脉针管钳闭。③采集透析之后的血液样本时应从动脉管路的采样点进行采集，或在卸下动脉管路之后使用动脉穿刺针直接采血。④按照常规进行回血并卸下管路。

三、血液透析血标本采集流程

（1）透析前血样采集（动静脉内瘘），见图 4-12。

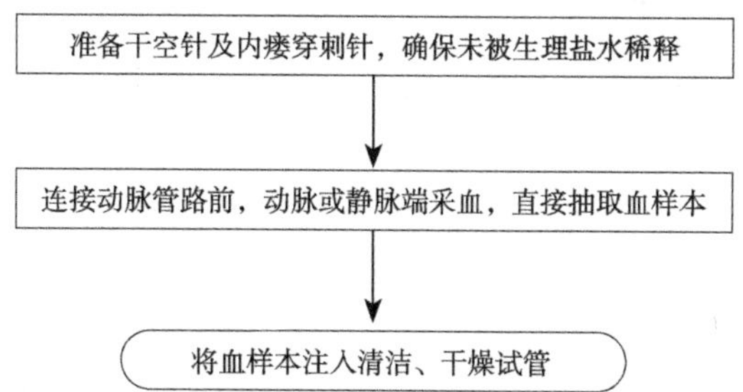

图 4-12　透析前血样采集（动静脉内瘘）

（2）透析前血样采集（中心静脉留置导管），见图 4-13。

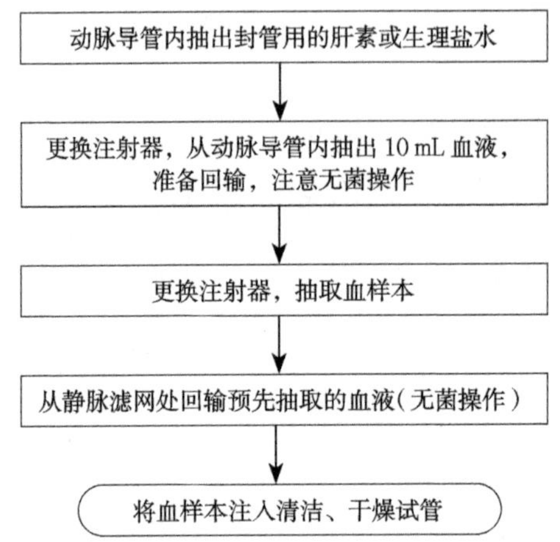

图 4-13　透析前血样采集（中心静脉留置导管）

（3）透析后血样采集（慢泵技术），见图 4-14。

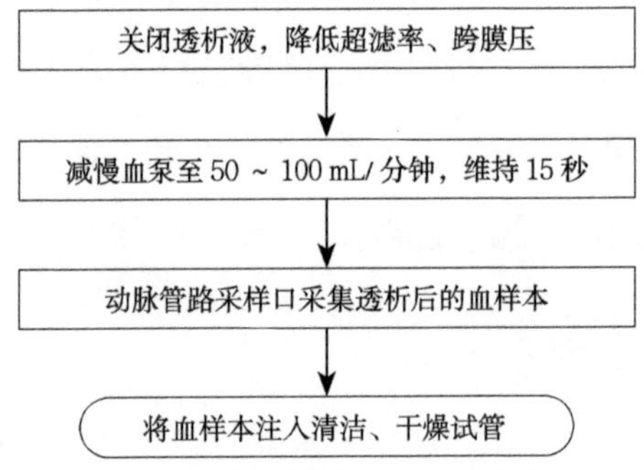

图 4-14　透析后血样采集（慢泵技术）

（4）透析后血样采集（停泵技术），见图 4-15。

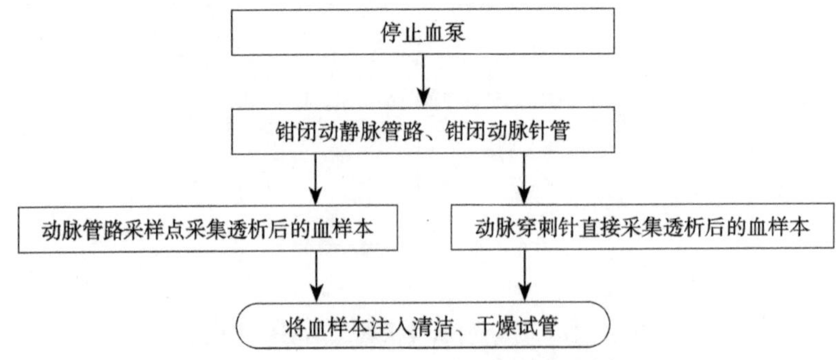

图 4-15　透析后血样采集（停泵技术）

5

第五章

血管通路技术及护理

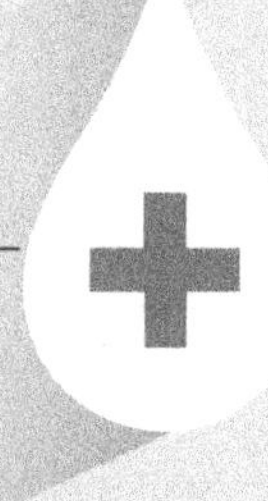

对于终末期肾衰竭患者来说，血管通路是十分关键的，建立一条有效的血管通路是血液透析能够顺利进行的前提。血管通路在临床上被分为两大类：临时性血管通路（深静脉留置导管）与永久性血管通路（动静脉内瘘和移植血管内瘘）。应积极鼓励早期慢性肾衰竭患者建立动静脉内瘘，这样能降低临时性血管通路发生各种并发症的风险。

第一节　临时性血管通路

一、经典临时性血管通路

经典临时性血管通路包括：直接动脉穿刺和临时性的中心静脉留置导管（包括股静脉、颈内静脉、锁骨下静脉）。

临时性血管通路的适应证：①对急性肾损伤患者进行紧急血液透析。②终末期肾病患者在血管通路未建立或内瘘未成熟前，出现各种危及生命的并发症而需要进行紧急血液透析，如急性左心衰、严重酸中毒、高血钾症等。③动静脉内瘘功能丧失、流量不足、感染、血栓形成等。④对其他疾病进行的血液净化治疗，如连续性肾脏替代疗法、血液灌流、血浆置换、免疫吸附等。⑤对出现紧急并发症的腹膜透析患者进行血液透析治疗。

（一）直接动脉穿刺

临床常选择桡动脉、足背动脉、肱动脉。

1. 穿刺技术

（1）可在穿刺前先用利多卡因在局部皮下进行少量注射，从而减少血管收缩、减轻疼痛。

（2）使血管充分暴露，摸清血管的走向。

（3）可选用较细且有侧孔的动脉穿刺针（常规穿刺针为 16 号，动脉穿刺时可选用

14 号，以减轻血管损伤)，在触到明显搏动后沿血管壁刺入血管。

（4）见有冲击力的回血与搏动后，将针翼固定。

2. 护理要点

（1）尽量在穿刺时一针见血，若穿刺不成功或反复穿刺容易导致血肿。

（2）在血液透析刚开始时，大多数患者会因血管痉挛而出现血流量欠佳的情况，但只要穿刺到位，血流状况会逐渐改善。

（3）为避免出血和血肿，透析结束时需注意压迫。首先应在穿刺点指压 30 分钟，随后用纱球压迫 30 分钟，最后用弹力绷带包扎 2 ~ 4 小时。

（4）宣教和自我护理：指导患者多注意观察穿刺点有无血肿及出血的情况。若出血立即采用指压法；若出现血肿则当日冷敷，次日热敷或用多磺酸粘多糖乳膏（喜疗妥）按摩；保持局部清洁，避免感染；不建议使用穿刺侧肢体负重、提重物；建议无菌包扎穿刺部位 6 ~ 12 小时，包扎不宜过紧，留意肢体温度的变化；建议在穿刺前用温水清洗穿刺部位。

直接通过动脉穿刺进行血液透析是有争议的。绝大多数学者不提倡选用动脉穿刺，尤其不提倡选用肱动脉与桡动脉作为动静脉内瘘手术首选的血管，因为若对其进行反复穿刺会造成动脉血管狭窄，进而影响内瘘的质量和血液流量，对手术造成影响。

（二）颈内静脉留置导管

对于熟练掌握置管技术的操作者，首选途径为颈内静脉（图 5-1）。

1. 患者准备

（1）术前向患者讲解置管的重要性，以取得其配合。

（2）在患者身体状况允许的条件下，先洗头、清洁皮肤。

（3）体位：患者采取仰卧位，将头部向左侧略转（一般选右侧穿刺），可在肩下放置一块软垫，头向后仰。

2. 穿刺技术

穿刺点位于胸锁乳突肌的锁骨头、锁骨和胸骨头构成的三角形顶点，触及颈内动脉搏动后，将颈内动脉向内推开，使用 62 号针头在局麻状态下探测到静脉血后，再用与 5 mL 注射器相连接的 16 号套管针，与皮肤呈 45° 且对着同侧乳头方向缓慢向外进针，进针的同时抽回血。刺入静脉在见到回血后，将穿刺针固定好，嘱咐患者不要咳嗽或深吸气，随后卸下针筒，迅速将导引钢丝放入，退出穿刺针，用扩张管将皮下隧道扩张开后置入颈内静脉留置导管，抽出钢丝。在回血通畅时分别注入生理盐水和肝素（临床上常用生理盐水 500 mL+ 肝素 20 mg），夹闭管道。由于此时颈内静脉内的压力为负压，所以需注意切勿打开夹子，以防空气进入体内。当患者容量负荷过多时，会出现血液回流、静脉压力升高的症状。用缝针将留置导管固定好，并覆盖无菌纱布。

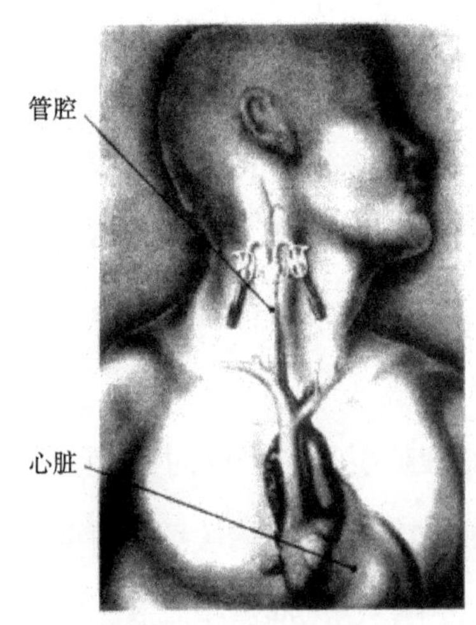

图 5-1 颈内静脉留置导管

3. 优缺点

（1）优点：在操作方面比锁骨下静脉置管更容易一些，狭窄发生率较低，可留置 3 ~ 4 周，血流量也较好。

（2）缺点：由于头颈部的运动受到限制，会影响到患者的美观。

（三）股静脉留置导管

最安全、简单的方法，但易出现贴壁现象，进而导致感染和血流量欠佳，适合卧床患者。

1. 患者准备

（1）术前向患者讲解置管的重要性，以取得其配合。

（2）清洁局部皮肤，并备皮。

（3）体位：患者采取仰卧位，弯曲膝关节，大腿外旋、外展，垫高穿刺侧臀部，使股三角充分显露。

（4）注意保护患者的隐私部位。

2. 穿刺技术

穿刺点位于髂前上棘与耻骨结节连线的中、内 1/3 交界点下方 2 cm 处、股动脉内侧 0.5 ~ 1.0 cm。左手压迫股动脉，用 63 号穿刺针在局麻状态下探测到静脉血后，用与 5 mL 注射器相连接的 16 号套管针，与皮肤呈 30° ~ 40° 刺入，针尖向内向后，朝心脏方向，以免穿破股静脉或穿入股动脉。右手针筒在穿刺时同时抽回血，见到强有力的回血后将针筒卸下，迅速放入导引钢丝，退出穿刺针，用扩张管将皮下隧道扩张开后置入股静脉留置导管，抽出钢丝。见回血通畅时注入肝素和生理盐水，夹闭管道。用缝针将留置导管固定好，并覆盖无菌纱布。

3. 优缺点

（1）优点：方法简便，易操作，针对因心力衰竭而呼吸困难无法平卧的患者，应首选股静脉。

（2）缺点：由于解剖位置的原因，比颈内静脉更容易感染，血流量较差，血栓发生率较高；并且股静脉置管会给患者行动带来不便。

（四）锁骨下静脉留置导管

操作的风险与难度较大，血、气胸等并发症的发生率也较高。

1. 患者准备

（1）术前向患者讲解置管的重要性，以取得其配合。

（2）在患者身体状况允许的条件下，先洗头、清洁皮肤。

（3）体位：患者平卧于 30° ~ 40° 的倾斜台面上，垫高肩胛部，头向对侧偏转，穿刺侧上肢外展 45°、后伸 30°，利于向后牵拉锁骨。

2. 穿刺技术

穿刺点位于锁骨中、内 1/3 交界处、锁骨下方 1 cm。在局麻状态下进针，与胸壁成 25°、与胸骨纵轴成 45°，指向胸锁关节，为避免伤及胸膜，针尖不可过度向上向后。穿刺方法与颈内静脉置管相同。

3. 优缺点

（1）优点：不影响患者的行动与美观，可留置 3 ～ 4 周，血流量较好。

（2）缺点：对置管技术的要求较高，血、气胸的发生率及血栓和狭窄的发生率都较高。

二、带涤纶套深静脉留置导管

经典临时性中心静脉留置导管简便、易掌握，但并发症多且保留时间短。对于那些长期透析需要多次实施动静脉内瘘术或人造血管搭桥术的患者，动静脉内瘘无法再作为血管通路。因此，具有涤纶套的双腔留置导管就应运而生了，临床上也将其称为永久性（或半永久性）留置导管。

带涤纶套深静脉留置导管的适应证：①须立即进行血液透析但动静脉内瘘尚未成熟的患者。②少部分寿命有限的尿毒症患者。③动静脉瘘管无法建立且不能进行肾移植的患者。④动脉血管病严重的患者。⑤因低血压而无法维持透析时血流量的患者。⑥心功能不全且无法耐受动静脉内瘘的患者。

1. 材料特性

外源性材料进入血液后会造成血小板黏附、聚集于导管表面，产生纤维蛋白鞘和血凝块，从而激活体内凝血机制。其中，最重要的两个因素分别是导管的材料与硬度。目前聚氨酯被认为是最佳导管材料，特别是聚矽氧烷生物材料。带涤纶毡套的双腔导管是目前最常用的导管，是通过使用两根单腔导管进行透析的。近年来，几种改良的导管也陆续出现在临床上，如肝素外涂层和抗生素（药物）外涂层的导管，不仅可以降低导管感染的概率，还能预防导管外纤维蛋白鞘的形成。

2. 体位

患者采取仰卧位，将颈部置于正中。

3. 穿刺技术

可以在放射介入室或手术室进行置管。穿刺点位于右胸锁乳突肌内缘、与环状软骨水平、颈内动脉搏动最显著处右侧旁开 0. 8 cm 处。在常规消毒、铺巾后，穿刺针在局麻穿刺处和皮下隧道处与皮肤成 30° ～ 45°，针头朝向同侧乳头方向，在探及静脉

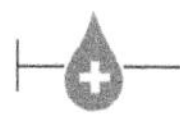

后从穿刺针芯送入导丝，将导丝固定好，在导丝出口处做一个 1.5 cm 长的皮肤切口，随后在同侧锁骨下 3 ~ 4 cm 处做一个约 1 cm 长的皮肤切口，在切口间用隧道针做一皮下隧道，从锁骨下隧道口放入双腔管，再从另一隧道口拉出，管壁涤纶套距离出口 2 cm，从导丝处将扩张器放入，扩张后将双腔管套从导丝外置入颈内静脉，置入的同时撤去双腔管外的硬质层，拔出导丝。若抽吸通畅，注入与管腔容积相同的肝素封管液，再用肝素帽封管，缝合皮下隧道回（上口），并覆盖无菌敷料，10 日左右之后拆除缝线。

4. 特点

（1）手术相对简单，通常手术结束后即可使用，不需要成熟期。

（2）不需要在每次血液透析时都进行静脉穿刺，减轻了患者的痛苦。

（3）不影响血流动力学的特性，适用于心脏功能较差的患者。

（4）与临时置管相比，留置时间更长，且皮下组织与涤纶套相黏合，降低了感染发生的可能性；导管固定合理，因牵拉等外界因素而导致导管滑脱或移位的情况有所减少。

三、深静脉留置导管护理流程

（一）换药

1. 物品准备

一次性无菌换药包（内含无菌纱布、无菌棉球、一次性镊子、一次性换药碗等）、贴敷、无菌手套、胶布、消毒液。

2. 患者准备

患者保持平卧位或坐位，暴露穿刺部位；建议患者佩戴口罩。

3. 工作人员准备

洗手，戴口罩、帽子。

4. 核对信息

患者姓名、年龄、性别、床号、透析号、透析时间、治疗模式。

5. 换药过程

（1）将覆盖在导管出口处的敷料及导管口的纱布取下。

（2）观察并评估导管周围皮肤是否出现破溃，局部有无渗液、渗血现象，导管有无破损或脱出情况，出口处有无红肿。

（3）使用洗手液快速洗手。

（4）打开无菌换药包，倒入消毒液，佩戴无菌手套。

（5）以导管入口处为中心，由内向外用消毒剂消毒皮肤，消毒范围直径 > 10 cm。将导管入口处的血垢清除干净，正时针和反时针各 2 遍。

（6）导管消毒：在使用消毒剂消毒导管的软管部分和动静脉外露部分的同时，彻底清除导管表面的污迹与血迹，切忌来回擦拭。

（7）将 2 ~ 3 块贴膜或无菌纱布覆盖于导管入口处，并妥善固定。

6. 护理流程

深静脉留置导管换药的护理流程，见图 5-2。

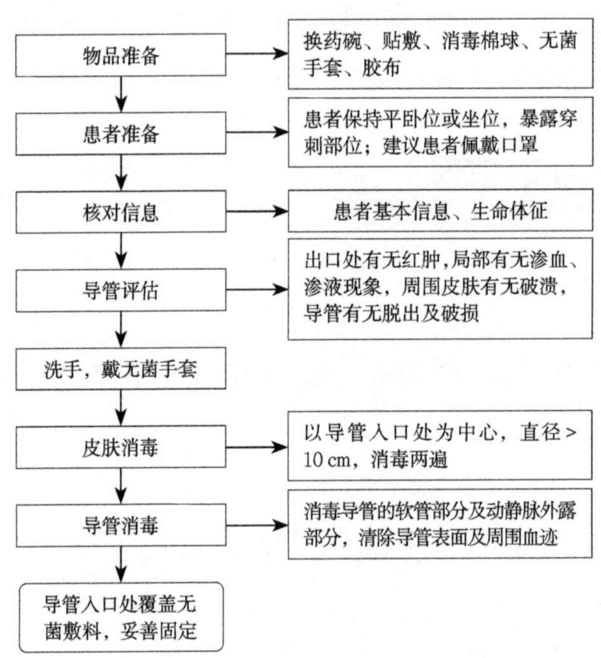

图 5-2 深静脉留置导管换药的护理流程

（二）上机

1. 物品准备

一次性无菌上机包（内含无菌纱布、无菌棉球、一次性镊子、一次性换药碗等）、消毒液、无菌手套、无菌治疗盘（抗凝剂、无菌注射器）。

2. 患者准备

平卧位，暴露穿刺部位；建议患者戴口罩。

3. 工作人员准备

洗手，戴口罩、帽子。

4. 上机护理操作

（1）将无菌治疗巾铺于穿刺处。

（2）分离动脉端的肝素帽（动脉夹子必须在关闭状态），用消毒棉球消毒导管螺纹口与横截面，连接无菌注射器，将导管内的封管液（2 ~ 3 mL）和可能形成的血凝块抽出；注意观察纱布有无血凝块；把注射器套到导管口上。

（3）分离静脉端的肝素帽（静脉夹子必须在关闭状态），用消毒棉球消毒导管螺纹口与横截面，连接无菌注射器，将导管内的封管液（2 ~ 3 mL）和可能形成的血凝块抽出；注意观察纱布有无血凝块；把注射器套到导管口上。

（4）遵医嘱从静脉端注入抗凝剂。

（5）将动脉端的注射器取下，与动脉血管路相连接，打开夹子。

（6）调节血液流量≤ 100 mL/min，开泵，引血。

（7）引血至静脉壶后停泵，将静脉端管路夹闭，连接于静脉端（注意排除空气），打开夹子。

（8）开泵，调整治疗参数。

（9）用治疗巾或无菌纱布包裹住留置导管的连接处，并妥善固定。

5. 护理流程

上机操作的护理流程，见图 5-3。

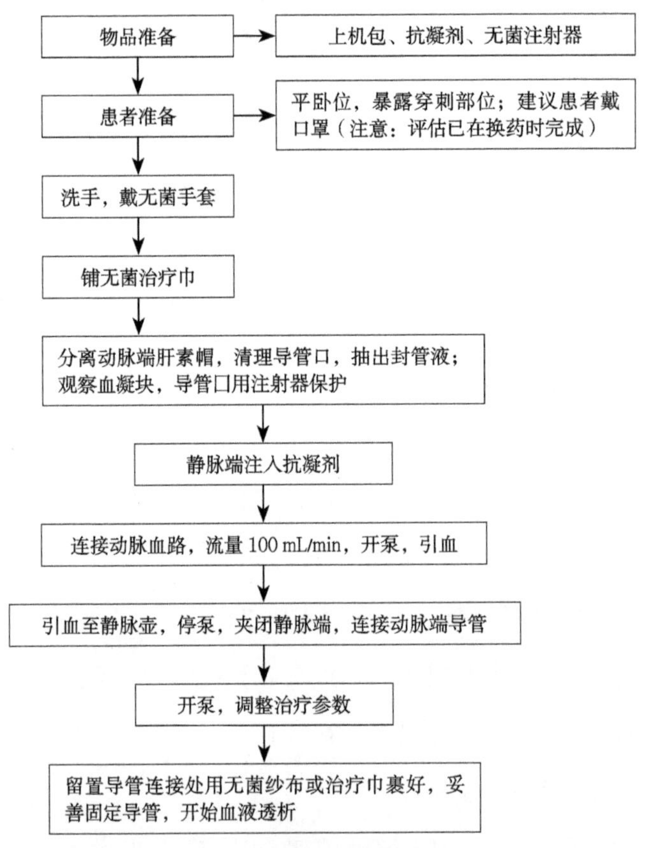

图 5-3 上机操作的护理流程

（三）下机

留置导管的下机护理操作可采取一人边回血边封管的方法；也可两人分工合作，一人回血，一人封管。

1. 物品准备

一次性无菌下机包（内含无菌纱布、无菌棉球、一次性镊子、一次性换药碗等）、消毒液、无菌手套、无菌治疗盘（肝素封管液 2 支、含 20 mL 生理盐水的注射器 2 支）、500 mL 生理盐水、肝素帽 2 个。

2. 工作人员准备

洗手，戴口罩、帽子。

3. 下机护理操作

（1）评估患者的治疗参数与生命体征是否正常。选择回血状态，当血液流量≤

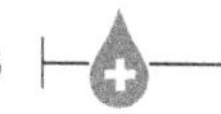

100 mL/min 时，将生理盐水连接至动脉端，随后将管路内血液缓慢回输至患者体内。

（2）佩戴无菌手套，用消毒棉球消毒导管螺纹口与横截面，在动脉端侧通过脉冲式方法注入 20 mL 生理盐水（注射器留于导管），将动脉端夹子夹闭。

（3）回血完毕后停泵，使用导管夹子夹闭管路动脉端，消毒静脉端导管螺纹口与横截面，在静脉端脉冲式地注入 20 mL 生理盐水（注射器留于导管），将静脉端夹子夹闭。

（4）将相应容量的肝素（肝素浓度视患者的凝血功能而定）从导管的动、静脉端侧注入导管，夹闭夹子，连接无菌肝素帽。

（5）用无菌敷料包裹导管口并将其妥善固定。

4. 护理流程

下机操作的护理流程，见图 5-4。

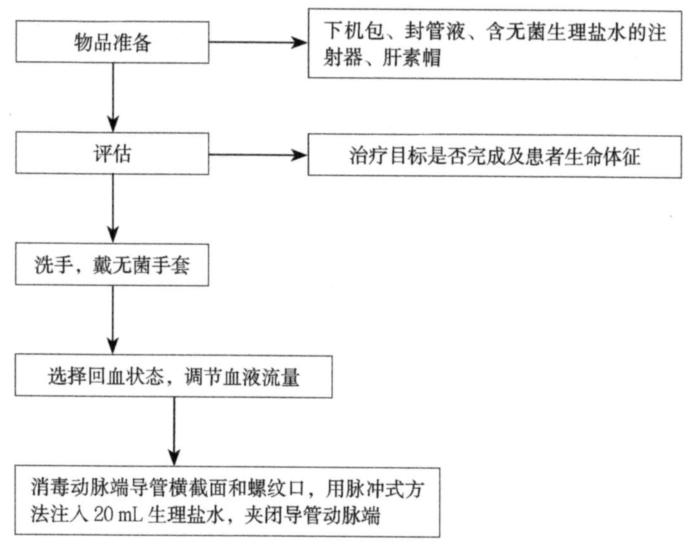

图 5-4 下机操作的护理流程

（四）并发症及护理

常见的并发症有导管感染、导管血流不畅、导管出血。

四、导管感染

1. 常见原因

（1）深静脉留置导管感染包括隧道感染、血液扩散性感染、导管出口部感染及导管相关性菌血症。

（2）感染的局部危险因素包括患者个人卫生习惯差、皮肤完整性受损、使用不透气敷料、伤口出汗、鼻腔及皮肤有葡萄球菌定植等；感染的全身危险因素有管理不当及导管使用不当等。

（3）其他感染因素包括创伤性重建手术（如取栓）、出口周围渗血、血液流量不足或在处理血液流量不足的过程中导管留置时间过长和导管反复开放等。此外，感染发生率也因导管留置部位的不同而有所差异，如股静脉置管比锁骨下静脉及颈内静脉置管发生感染的概率高。

2. 临床表现

（1）导管出口部感染：导管出口处或周围皮肤出现红、肿、热，并伴有脓性分泌物。

（2）隧道感染：皮下隧道肿胀，轻轻按压出口处时会出现脓性分泌物。

（3）血液扩散性感染：血透开始 15 分钟至 1 小时后，出现高热、畏寒症状。

3. 护理评估

（1）观察患者在透析前、中、后体温的变化，注意是否出现高热、发冷、寒战等症状。

（2）观察隧道出口及穿刺伤口处是否出现红、肿或渗出物。

（3）评估患者的卫生习惯和自我护理能力。

4. 干预

（1）对导管周围皮肤进行常规消毒，通常由内向外用消毒剂消毒并清除局部血垢，直径 > 10 cm，更换无菌敷料，使用透气性较好的敷料覆盖于伤口上，并将其妥善固定。

（2）应在换药过程中仔细观察穿刺部位是否存在早期感染迹象，如果导管没有完全滑脱或感染，应将其拔除而非推入；不可将管腔暴露于空气中，操作时取下肝素帽后应立即接上注射器。

（3）叮嘱患者养成良好的个人卫生习惯，勤换内衣，注意鼻腔护理，保持伤口敷料的清洁、干燥。操作时建议患者头偏向一侧或佩戴口罩。

（4）在导管护理时，应严格遵守无菌操作原则，工作人员规范洗手可降低感染率。

5. 护理

（1）对于不合并菌血症和（或）隧道感染的轻微创口感染，通常定时进行局部消毒、更换敷料，并口服抗生素或局部抗生素治疗后，炎症即可消退。

（2）临床上，必须在隧道感染时使用有效抗生素 2 ~ 3 周，对于严重者，需拔管或在其他部位重新置管或新隧道换管。

（3）应在血液扩散性感染时予以拔管，并留取导管血标本与外周血标本进行细菌培养及药物敏感试验。首先可经验性使用抗生素静脉治疗，对于血培养呈阳性者根据药物敏感试验结果选用抗生素，抗生素疗程至少 3 周。

6. 护理流程

留置导管感染的护理流程，见图 5-5。

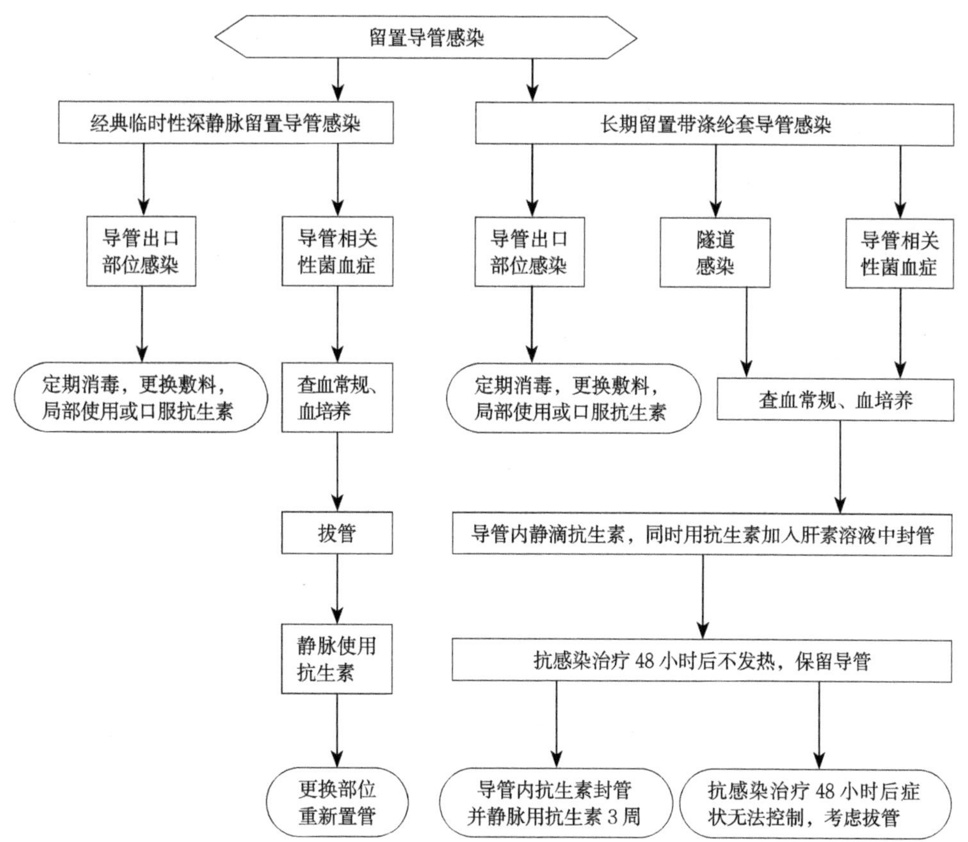

图 5-5　留置导管感染的护理流程

五、导管血流不畅

1. 常见原因

患者高凝状态；抗凝剂用量不足；留置导管使用时间过长；导管移位、扭曲；导管周围形成纤维蛋白鞘；静脉狭窄；血栓形成等。

2. 临床表现

血液流量在血液透析过程中出现下降或不畅。

3. 护理评估

（1）血液透析过程中无法达到理想的血液流速。

（2）在抽吸血液的过程中，因导管有“吸力”，而出现不畅。

（3）推注通畅，而回抽却有阻力。

4. 预防和护理

（1）要想最大限度地降低血栓形成的概率，每次血液透析后使用肝素准确封管是关键。

（2）变换导管位置或体位，能够改善血液流量。

（3）如果在抽吸过程中出现血液流量不畅，为防止血凝块脱落而引发栓塞，切忌向导管内强行推注液体。

（4）纤维蛋白鞘或血栓形成时可选用尿激酶溶栓法。利用“负压吸引方法”将生理盐水 3 ~ 5 mL+ 尿激酶 5 万 ~ 15 万 U 缓慢注入留置导管内，保留 15 ~ 20 分钟后，将被溶解的血凝块或纤维蛋白回抽出来。如果一次无效，可重复多次进行（注意：尿激酶溶栓法应在医生的指导下进行，在患者无出血倾向、无高血压的情况下才可使用），若反复溶栓无效，可使用生理盐水 100 mL+ 尿激酶 25 万 U，于导管内维持滴注 7 日，每日 4 ~ 6 小时。若溶栓仍无效，则予以拔管。

（5）出现抽吸不畅时，建议在血液透析结束时使用肝素加尿激酶封管。

5. 护理流程

留置导管血流不畅的护理流程，见图 5-6。

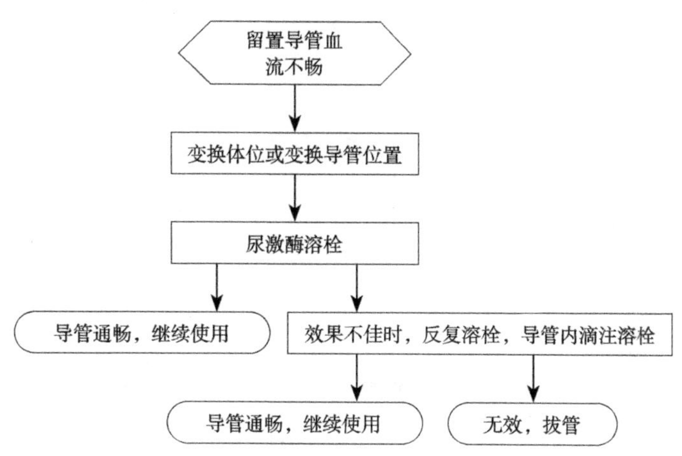

图 5-6　留置导管血流不畅的护理流程

六、导管出血

1. 常见原因和临床表现

（1）穿刺过程不顺利，血管由于反复穿刺而损伤，穿刺处出现局部血肿。

（2）由于尿毒症患者有造血功能障碍，大多数患者的血小板与红细胞低于正常值，加上血液透析过程中使用抗凝剂等，导致留置导管伤口处出现血肿、渗血和皮下淤血。

（3）因留置导管的时间过长，而导致渗血或出血。

2. 护理评估

（1）在进行上机前的换药时，观察导管局部是否存在血肿、出血、渗血或淤斑等。

（2）了解患者是否存在凝血功能障碍、贫血。

（3）评估患者对留置导管后自我护理的掌握程度。

（4）仔细检查透析前后导管的位置和伤口，并做好宣教工作。

3. 预防和护理

（1）若在穿刺过程中反复穿刺或误穿动脉，为了避免穿刺点出血，需对其充分按压；首先沿皮肤血管对穿刺点进行有效按压，再用冰袋冷敷；若需要立即透析，则应避免或减少对抗凝剂的使用。

（2）对于红细胞与血小板较低及严重贫血的患者，应在血液透析过程中慎用或少用抗凝剂，可视病情采用小剂量或无抗凝剂透析。

（3）将导管妥善固定，并向患者说明留置导管后自我护理的注意事项，为避免导管滑出，应减少牵拉和穿刺部位的活动。

（4）每次透析时都要严格检查患者导管的位置、固定情况、出口的皮肤等，及时发现并解决问题。

（5）当穿刺部位出现血肿时，应先指压，后冷敷，等不再继续出血后，再进行血液透析，并严密观察使用抗凝剂后有无出血等并发症。

（6）应加强对长期留置导管患者的观察与护理，以防导管滑脱，引起出血。

（7）对于症状严重或因局部血肿较大而难以压迫止血的患者，可让其平卧后拔管止血，并严格观察。

4. 护理流程

留置导管出血的护理流程，见图 5-7。

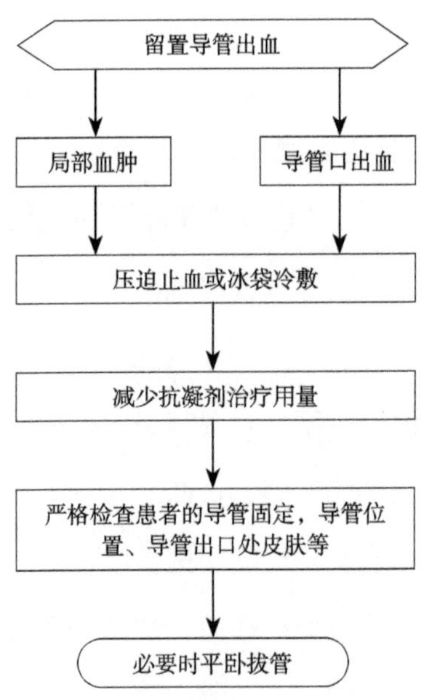

图 5-7 留置导管出血的护理流程

5. 自我护理及宣教

（1）在留置导管期间培养良好的个人卫生习惯，保持局部清洁与干燥。若需要淋浴，务必用伤口敷料密封留置导管和皮肤出口处，以防淋湿后出现感染，若穿刺处出现红、肿、痛、热等症状，应立即就诊，以免感染扩散。

 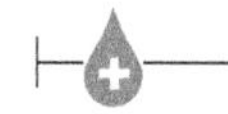

（2）除了股静脉留置导管不宜频繁起床活动外，其余均不限制活动，但也不要剧烈活动，以免出现留置导管滑脱；同时还要叮嘱患者，为避免脱衣服时拔出留置导管，应尽量穿对襟上衣。一旦滑脱，需立即压迫止血并就诊。

（3）一般不宜将血液透析患者的深静脉留置导管另作他用，如输液、抽血等。

第二节　永久性血管通路（自体动静脉内瘘）

Kolff 于 1943 年发明的透析疗法是通过直接穿刺血管进行血液透析的方法，但由于患者在经过几次穿刺后已没有可用于穿刺的浅表血管，因此这个方法无法用于长期的血液透析。1960 年，Quinton 和 Seribner 等不断改进动静脉外瘘技术，不仅推动了血液透析技术的发展，更使一部分慢性肾衰竭患者能够进行较长时间的血液透析。到了 1966 年，由 Brescia 和 Cimino 通过显微外科技术建立的动静脉内瘘技术才在真正意义上解决了慢性肾衰竭患者的永久透析问题。本节将对动静脉内瘘技术及护理进行详细讲解。

动静脉内瘘是指动、静脉在皮下吻合建立的血管通道，包括自体动静脉内瘘和移植动静脉内瘘。自体动静脉内瘘是通过利用自身动、静脉血管直接吻合制成的，移植动静脉内瘘则是在动、静脉之间插入一段移植血管而制成的。一个理想的血液通路不仅可以为血液透析提供足够的血流量，而且并发症少、使用时间长。相对而言，因动静脉内瘘是一种能长时间使用且安全的永久性通路，所以适合维持性血液透析患者。

一、造瘘手术前后护理

（一）术前评估

1. 全身状态评估

充分评估患者的心、肝、肺等重要脏器功能及循环血流动力学状态；通过检查凝血指标与血常规来评估患者的凝血功能。

2. 血管条件评估

静脉选择直径≥2.5 mm且静脉通路无梗阻或节段性狭窄的；动脉选择直径≥2 mm且两上肢动脉压之差低于20 mmHg的。若患者做过胸部手术或置有心脏起搏器，则不要选择同侧的上肢部位。据报道，将留置导管长期置于锁骨下静脉或同侧颈内静脉可能会对自体动静脉内瘘的血液流量产生影响。

（二）手术策略

1. 原则

首选上肢，其次选下肢；首选非惯用侧的手臂，其次选惯用侧的手臂；首选肢体的远心端，其次选近心端；首选自体血管，其次选移植血管。

2. 常见的部位

①腕部：桡动脉－头静脉（首要选择）、尺动脉－贵要静脉、尺动脉－头静脉、桡动脉－贵要静脉。②肘部：肱动脉－肘正中静脉、肱动脉－头静脉、肱动脉－贵要静脉。很少采用其他部位的内瘘，如大腿部、踝部的内瘘等。

3. 吻合的方式

采用端－侧吻合法（首要选择）、侧－侧吻合法、端－端吻合法。

（三）术前护理及患者宣教

对于长时间进行血液透析的患者，动静脉内瘘便是其生命线，为了将血管通路成功建立起来，并能够长时间使用，需要医患双方共同的重视与努力。临床护士在疾病的早期就要保护好患者的上肢血管，并建立起动静脉内瘘。

1. 术前的心理护理

手术之前向患者解释造瘘的意义与目的，以及手术对治疗起到的帮助，让患者明白造瘘仅是一个小手术，以减轻患者紧张、恐惧、焦虑的情绪。同时对基本手术方法及造瘘过程中可能出现的不适症状进行讲解，使患者做好充分的心理准备。

2. 术前的宣教与护理

（1）提醒患者对造瘘侧的手臂加以保护，为了使手术顺利进行，禁止在造瘘侧手臂进行动、静脉穿刺。

（2）为了避免术后发生感染，需在平时多注意造瘘侧手臂皮肤的清洁，避免碰伤、

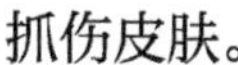

抓伤皮肤。

（3）为避免术中或者术后出血，不宜在内瘘术前使用肝素等抗凝剂。

（4）用肥皂水将造瘘侧的手臂在手术前彻底清洗干净，将皮肤毛发剃去，剪短指甲。

3. 术后的护理与宣教

术后护理对内瘘寿命及今后的使用极其重要。

（1）形成动静脉内瘘之后，抬高患者的内瘘侧肢体至水平以上 30°，从而帮助静脉血液回流，减轻内瘘侧手臂肿胀。

（2）密切观察患者在手术结束 24 小时之内的全身情况和内瘘的通畅情况，观察下列各项指标：①患者的呼吸、心率和心律是否发生改变，患者有无心悸、胸闷的情况。②注意内瘘侧手臂的手指末梢血管充盈的情况，有无缺血、疼痛、发冷、手指麻木等症状。③内瘘吻合口是否血肿，以及局部是否渗血。④注意内瘘血管的通畅情况，听诊血管有无杂音，或触摸内瘘的静脉端血管有无震颤，若听不到或触摸不到，需查看是否因局部敷料包扎过紧而导致静脉侧及吻合口受压。

（3）应严格按照无菌操作来更换敷料；敷料在包扎时不宜过紧、过多，以可摸到震颤为宜。

（4）不要在造瘘侧手臂进行静脉注射、抽血、输液、测量血压等。

（5）术后患者的宣教：①提醒患者确保敷料及造瘘侧手臂的清洁，为避免伤口感染，应保持敷料的干燥。②为避免造瘘侧手臂受压，应着衣袖宽松的服装；睡觉时不要在造瘘的一侧侧卧；不要在造瘘侧手臂上佩戴过紧的饰物；避免持重物。③向患者传授判断内瘘是否通畅的方法，如每日触摸内瘘的静脉处有无震颤，若扪及震颤则说明内瘘是通畅的；反之，则须立即向医护人员报告。④若手术 2 ~ 3 日后伤口没有出现渗血，则可让患者进行指端活动、松拳、握拳等早期的功能锻炼。⑤为促进内瘘的早期成熟，手术 2 周之后便可指导患者正式开始功能锻炼，如用内瘘侧手臂每日捏橡皮健身球 3 ~ 4 次，时间从开始的每次 2 ~ 5 分钟逐渐加长到 10 ~ 15 分钟。若患者在锻炼后血管的充盈度仍不够，可用止血带对内瘘侧的手臂上端（静脉上端）进行压迫，并轻轻甩臂，使血管的充盈度得以提高。出现局部肿胀时，应抬高患者肢体并热敷，从而促进血液回流。⑥若患者的病情在内瘘成熟之前突然加重，出现急性心力衰竭、血肌酐升高、严重酸中毒、高血钾症等情况且急需进行紧急血液透析的时候，不应过早地使用内瘘，可使用临时性血管通路来过渡。⑦手术情况、患者自身的血管条件和患者术后配合情况都影响着内瘘成熟的程度。通常需要 6 ~ 8 周的成熟时间，建议在成形术 3 ~ 4 个月之后再使用。

（四）穿刺技术要点

若想保护好内瘘，使其可被长期使用，正确、熟练的穿刺技术是必不可少的。

1. 选择穿刺点

（1）至少要保证动脉穿刺点和吻合口的距离在 3 cm 以上，穿刺的方向可以为离心方向或向心方向。有报道称，由于新内瘘在穿刺动脉时距吻合口较远，若选择沿离心方向进行穿刺，发生血肿的概率会有所降低。

（2）至少保证静脉与动脉的穿刺点相距 8 cm 以上，且针尖穿刺的方向为向心方向。

（3）为了使血液的再循环减少，须避免静脉与动脉穿刺在同一根血管上。

2. 选择穿刺的方法

如今常见的穿刺方法包括绳梯式穿刺法、扣眼穿刺法和区域穿刺法（纽扣式）。

（1）绳梯式穿刺：是穿刺方法中最经典的一种。优点：能够让整条动脉化的静脉血管被均匀地使用，且血管的粗细较为均匀。穿刺要点：应轮流变换穿刺部位，不要定点穿刺；沿内瘘走向上下交替地进行穿刺；各个穿刺点之间相距 0.5 ~ 1.0 cm。此方法避免了因定点穿刺而导致的血管弹性减弱、血管壁受损、瘢痕和硬节形成等缺点。

（2）扣眼穿刺：近年来部分学者认为这种穿刺方法不仅操作简便，还能有效地减少动静脉内瘘并发症，从而减轻患者痛苦。此方法有两个步骤：先将扣眼隧道建立起来，随后用钝针穿刺。扣眼隧道的建立方法包括专人法、图钉法和留置针法。

①专人法的应用最为广泛，但因要求专人操作，所以在护理人员的排班问题上存在不便。“三同”为专人法的要点，指的是同一名护士以相同的穿刺深度与角度穿刺 6 ~ 10 次，形成扣眼隧道后用钝针穿刺。形成隧道之后，其余的穿刺者也应完全按照与隧道形成者一致的手法用钝针穿刺，否则钝针将难以顺利地进入隧道。

②图钉法虽不用专人操作，但由于图钉的价格较为昂贵，所以此法的使用范围有一定限制。

③留置针法便于操作，易于建立起扣眼隧道，无须反复进行穿刺，且对于人力的安

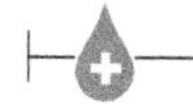

排无特殊要求。留置针法通过将两根聚氨酯套管留置于血管内，使血管通道与皮下通道位于同一条直线上，经过 7 ~ 10 日，隧道形成之后，可顺利使钝针进入血管中，进而提高钝针穿刺的成功率。

患者在接受扣眼穿刺前需要对其进行严格的评估，对于皮肤过敏患者、糖尿病患者、自理能力和卫生状况较差的患者需要更加谨慎。在扣眼隧道建立的时期，必须向患者做好宣教工作，明确清洁卫生的必要性。

（3）区域穿刺：也被称为定点穿刺，是在一个固定区域或固定点上反复进行穿刺。在临床上经常会出现因使用过多而导致血管弹性减弱、血管壁受损、局部出现瘢痕或硬节的情况，且周围的皮肤变得松弛或弹性降低，易渗血，或导致动脉瘤形成，而没有使用的血管会出现狭窄。所以不提倡使用。

3. 新瘘穿刺的管理与护理

（1）使用新的动静脉内瘘之前应由资深的护士进行评估，确保动静脉内瘘已成熟。

（2）应由资深的护士执行首次穿刺。

（3）第一次进行新内瘘穿刺时，由于距离吻合口越近血流的冲力越大，血肿也更容易发生，因此选择动脉穿刺点时应选择距离吻合口较远的。动脉引血时可暂且在贵要静脉或肘正中静脉的离心方向进行穿刺，或选择下肢静脉进行静脉穿刺，在内瘘条件进一步成熟之后，再将动脉穿刺点向下移。通过上述方法，能够有效降低动脉血肿的发生概率。

二、穿刺操作

确保患者接受有效治疗的基础就是动静脉内瘘穿刺技术，合理、正确的穿刺技术会对患者动静脉内瘘的使用时间及发生并发症的概率产生直接影响。

1. 物品准备

（1）动静脉内瘘的穿刺包（胶布、治疗巾、纱布、手套、无菌创可贴、消毒棉球）。

（2）选用适合患者的动静脉内瘘穿刺针，常规的穿刺针是 16 ~ 17 号，若想达到高血流量，应选择粗针头，如 14 ~ 15 号。

（3）抗凝剂、稀释肝素溶液（500 mL 生理盐水含肝素 10 mg）。

（4）止血带或压脉带。

（5）皮肤的消毒液（安尔碘等）。

2. 工作人员准备

洗手，戴口罩、帽子。

3. 患者准备

穿刺前用流动清水与肥皂液清洗穿刺部位，暴露穿刺部位。

4. 内瘘评估

（1）望诊：检查是否存在血肿、感染、皮疹、狭窄等表现。

（2）触诊：通过触摸判断动静脉内瘘是否通畅，检查震颤强弱，摸清血管走向。

（3）听诊：对于血管条件差、通过触诊不能判断其动静脉内瘘情况的患者，可通过听诊器听诊血管杂音与走向；针对 U 形的移植血管，可通过听诊分辨动、静脉端。

5. 操作方法

（1）明确穿刺部位，对动、静脉穿刺点各进行一遍消毒。消毒范围：以穿刺点为中心，在其半径 5 ~ 6 cm 的区域进行消毒。消毒时间：自然待干。

（2）佩戴手套，在准备穿刺侧肢体下铺上治疗巾。

（3）用稀释肝素溶液预冲穿刺针。

（4）使用止血带。

（5）再次消毒静脉端或动脉端（方法同上）。

（6）穿刺内瘘动脉血管：可沿向心或离心方向，距离吻合口 3 cm，穿刺动脉血管时保持针尖斜面向上。确认穿刺成功后，将止血带放松，并进行固定。通常先将针翼横向固定，再用无菌纱布或消毒敷贴保护针尖部。

（7）扎止血带，并再次消毒静脉或动脉端（方法同上）。

（8）穿刺内瘘静脉血管：可选择内瘘血管的静脉端或其他外周静脉作为穿刺点；沿向心方向，穿刺静脉端时保持针尖斜面向上。确认穿刺成功后，将止血带放松，并进行固定（固定方法同动脉端）。

（9）查看动、静脉穿刺通畅情况，了解患者是否存在出血状况。确定穿刺成功后，遵医嘱从静脉端给予抗凝剂。

（10）整理物品，填写穿刺记录。

注意：①消毒液须达到等待时间（自然干燥）。②须在引血前达到肝素化时间（3 ~ 5分钟）。③穿刺顺序建议采用先动脉端，后静脉端；若临床需要也可先静脉端、后动脉端。④必须在动、静脉穿刺结束后从静脉端推注抗凝剂。

6. 护理流程

动静脉内瘘穿刺技术操作流程，见图 5-8。

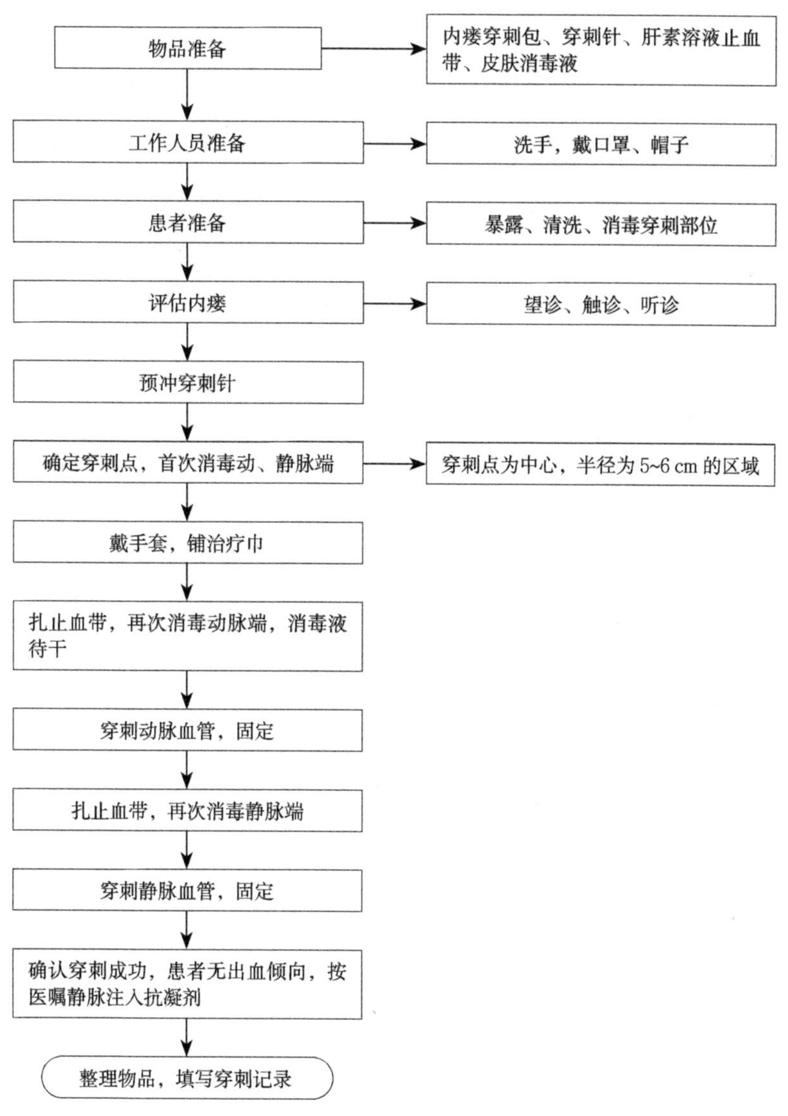

图 5-8 动静脉内瘘穿刺技术操作流程

三、止血（拔针）技术

1. 物品准备

无菌纱布 2 块或无菌敷贴 2 张、弹力绷带 2 根。

2. 工作人员准备

洗手，戴口罩、手套。

3. 操作方法

（1）透析结束后进入回血状态。

（2）将动脉端的固定胶布撕开，用左手固定穿刺针的同时，使用无菌敷贴或无菌纱布保护穿刺点（若有污染，先消毒）。

（3）用左手示指与中指（也可用弹力绷带）轻轻按压纱布，右手从水平方向拔出针的同时，左手加大力度下压，且应保证适中的按压力度，以不渗血但能扪及动静脉内瘘震颤为标准。

（4）拔静脉穿刺针的方法与动脉穿刺针相同，按压的力度可轻于动脉端。

（5）压迫 15 ~ 30 分钟，若不出现渗血、出血，即可松开弹力绷带。

（6）建议：①根据患者的个体因素，如血红蛋白计数、血小板计数、是否应用抗凝剂等，来计算患者的凝血时间，进而摸索出动静脉内瘘的止血时间，以防动静脉内瘘出血或过度受压。②指导有能力的患者自行指压动静脉内瘘，减少因使用弹力绷带止血而导致的动静脉内瘘过度扩张和血栓形成。③采用密闭式回血，回血结束后将动、静脉穿刺针分别拔出，既可以使操作者不会过于忙乱，又可以降低针刺伤的发生率。

4. 效果评价

（1）准确压迫穿刺点，无血肿、渗血。

（2）确保适中的压迫力度，以在不出血的情况下又能扪及动静脉内瘘震颤为宜。

（3）成功止血后，告知患者注意事项。

5. 护理流程

止血（拔针）技术操作流程，见图 5-9。

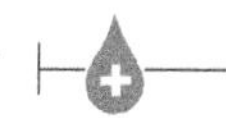

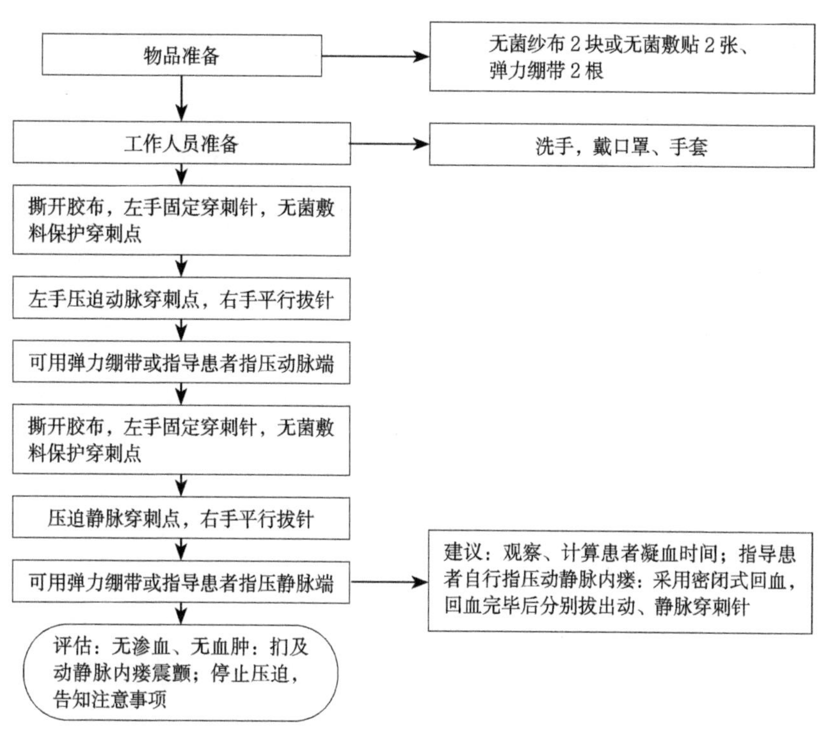

图 5-9 止血（拔针）技术操作流程

四、自我护理

正确、良好的日常护理是长时间使用动静脉内瘘的一个重要前提条件。患者应在护士的指导下正确地进行内瘘的自我护理，以降低并发症的发生率，使内瘘能被长期、有效地使用。

（1）通过宣教与交流使患者了解内瘘对其生命的重要性，并在主观上重视起来，积极配合。

（2）保持内瘘侧手臂皮肤的清洁。透析前用肥皂水彻底清洗造瘘侧手臂。

（3）为了防止感染，应避免穿刺部位在透析结束当日接触水，并用无菌敷料覆盖 4 ~ 8 小时以上。当穿刺处出现血肿时，可压迫止血，并用冰袋冷敷；24 小时以后可热敷，并配合多磺酸粘多糖乳膏按摩消肿。若内瘘处有硬结，应在医护人员的指导下进行按摩、热敷等。

（4）为防止造瘘侧手臂受压，应着衣袖宽松的衣服，不佩戴过紧饰物。造瘘侧手臂不要持重物。夜间睡觉时勿将造瘘侧手臂垫于枕后，且尽可能避免在造瘘侧手臂一侧侧卧。

（5）不要在造瘘侧手臂输液、静脉注射、抽血、测量血压等。

（6）每隔 6 小时左右用听诊器听诊血管杂音或触摸内瘘吻合口；如果杂音、震颤消失，局部有疼痛或触痛，应立即去医院就诊。

（7）为防止造瘘侧手臂发生外伤引起出血，建议佩戴护腕。应调整合适的护腕松紧度，以免因压迫过紧而导致内瘘闭塞。对于有动脉瘤的患者，为避免动脉瘤继续扩张或意外破裂，需使用弹性绷带加以保护。

五、常见并发症及护理

（一）内瘘出血

1. 常见原因

（1）技术原因：血管结扎手术不到位；内瘘穿刺不成功；没有在拔除穿刺针时精确压迫止血点；因长期定点或区域穿刺导致皮肤松弛，从而穿刺处出现渗血、出血、皮下血肿的症状。

（2）治疗原因：使用抗凝剂后，患者出现凝血功能障碍等。

（3）其他原因：内瘘感染、动脉瘤破裂及外伤引起的出血。

2. 护理干预

（1）应在护士长或高年资护士的允许下使用新动静脉内瘘，选择合适的穿刺方法与穿刺点，并做好记录。

（2）为避免定点穿刺，建议采用扣眼或绳梯式穿刺，提高穿刺水平，同时将每次的穿刺点准确记录下来，以便更好地选择合适的穿刺点。

（3）由于尿毒症患者常患有凝血功能障碍和贫血，因此需要密切观察其伤口渗血情况；若瘘口、局部动脉瘤周围出现感染等，应经医护人员充分评估后再进行穿刺；密切观察透析过程中穿刺处是否存在穿刺针固定松动、渗血等情况，发现后应立即处理。

（4）透析结束拔除穿刺针后，为避免血管因弹性绷带压迫而出现损伤，可用无菌纱布和弹性绷带压迫止血 10 ~ 30 分钟（建议指导有一定自理能力的患者自行指压）。

（5）当出现皮下血肿时，应在充分止血后进行局部冷敷，24 小时后用 50% 硫酸镁湿敷或热敷。

（6）指导患者进行动静脉内瘘的自我护理，增强其对血管维护的信心。

（7）对于配合较差或神志不清的患者，应加强安全护理干预。

3. 穿刺针拔除后出血的护理

（1）明确出血部位，判断出血原因是压迫位置出现偏差还是压迫力度不够。

（2）当动脉穿刺点出现渗血时，首先应压迫吻合口上方的血管以阻断血流，将穿刺点暴露，然后更换无菌纱布或创可贴，再用适当的按压力度重新指压穿刺点，以不渗血但能扪及动静脉内瘘震颤为宜。

（3）当静脉穿刺点出现渗血时，将穿刺点暴露，更换无菌纱布和创可贴后，使用弹力绷带压迫或重新指压，原则上静脉穿刺点的弹力绷带应比动脉穿刺点松。

（4）动、静脉穿刺点周围出现皮下血肿时，常常由于难以准确判断出血位置，因此最好使用指压，为扩大压迫范围可用 3 根手指，直至确认成功止血后方可松开。

4. 护理流程

穿刺针拔除后出血的护理流程，见图 5-10。

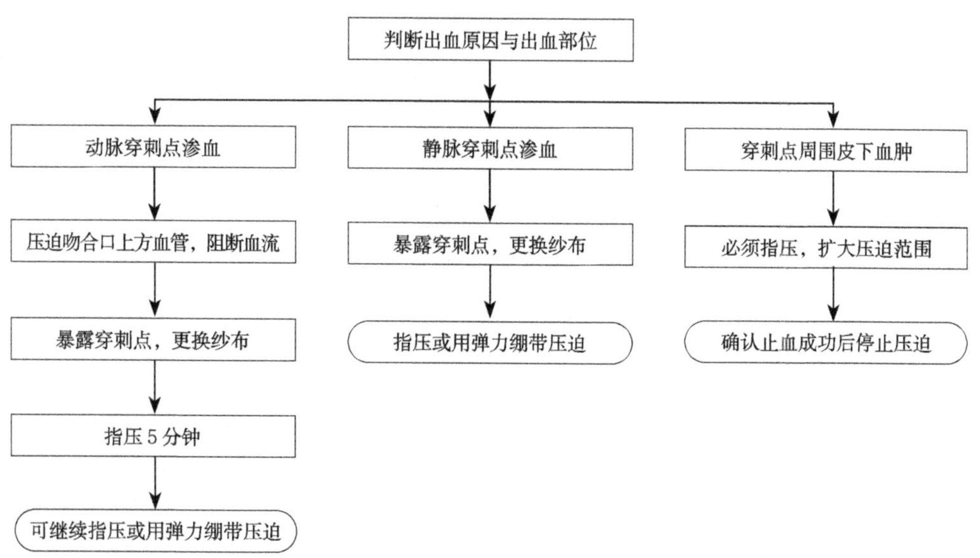

图 5-10　穿刺针拔除后出血的护理流程

（二）内瘘感染

1. 临床的表现

动静脉内瘘的局部出现肿、红、痛、热，全身出现寒战、高热，严重者甚至会出现败血症。

2. 常见的原因

（1）进行内瘘穿刺之前，穿刺针被污染或者没有规范消毒穿刺点四周的皮肤。

（2）由于患者不好的个人卫生习惯，导致结束透析之后用不干净的手搔抓或过早地接触水而使皮肤感染。

（3）内瘘周围的皮肤因过敏而出现溃烂、破损，从而导致皮肤感染。

（4）出现局部血肿之后导致的感染。

3. 护理干预

（1）动静脉内瘘手术结束之后，切勿随意将包扎敷料去除，也不要搔抓吻合口，保证术侧肢体的清洁、干燥。

（2）要求患者在透析之前用肥皂水将穿刺部位的皮肤清洗干净，保证手臂的干燥、清洁。最好在下次透析之前再沐浴，并且需要用防水创可贴将穿刺部位保护好。日常生活中要保持内衣的干净。

（3）应严格按照无菌操作进行内瘘穿刺，扩大消毒范围，穿刺成功之后用无菌创可贴覆盖穿刺点，应做到一人一单一巾以避免医源性感染。

（4）透析结束的当天应避免穿刺处与水接触，提醒患者不要搔抓穿刺处。若穿刺点出现局部硬结和轻度发红，为避免感染，切勿于该部位穿刺，并遵医嘱用药。

（5）对患者进行卫生宣教工作，提高患者的自我护理意识与自我管理水平。

4. 感染发生之后的处理方法

（1）对感染情况的评估：内瘘可以在轻度感染时继续使用，但一定不要在感染部位进行穿刺；若感染严重，内瘘应停止使用，并改成临时性的血管通路，遵照医嘱使用抗生素。

（2）轻度感染的表现有皮肤外观的轻度红肿及局部的血管变硬，但患者的体温正常。应加强对局部血管的消毒和护理，并提醒患者注意个人卫生，遵照医嘱静脉滴注或口服抗

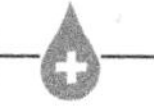

生素。

（3）重度感染的表现有寒战、高热，内瘘处有较严重的热、痛、红、肿，内瘘周围出现脓性分泌物，范围波及较广，严重者的血培养会呈阳性，这时必须改用临时性血管通路。

5. 护理流程

发生感染后的护理流程，见图 5-11。

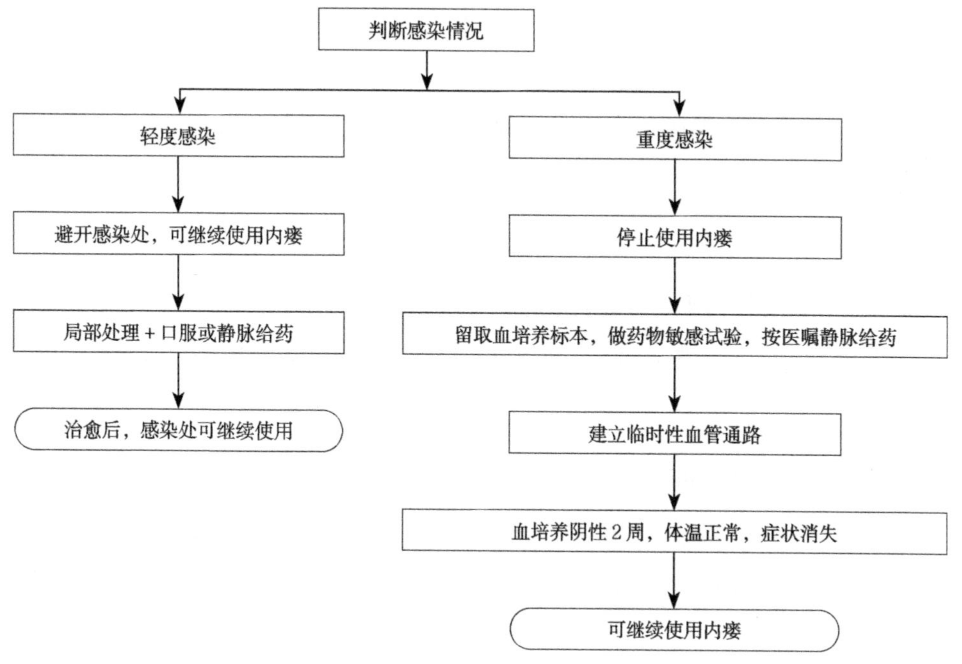

图 5-11　发生感染后的护理流程

（三）内瘘血栓形成

1. 临床表现

动静脉内瘘血栓形成时，部分患者表现为内瘘血管处的杂音、震颤及搏动减弱，血流量不足，部分患者表现为吻合口四周出现疼痛；当血管完全栓塞时，杂音、震颤和搏动全部消失，吻合口处的血管弹性消失、变硬。

2. 常见的原因

（1）早期栓塞的原因：由于患者自身血管条件不好，如糖尿病、高龄患者；血管扭曲成角、手术过程中血管内膜有损伤、手术后因渗血而进行补针缝合、动静脉吻合时对位不良等。

（2）患者的因素：血管内膜的增生肥厚、静脉狭窄、静脉纤维化等；血液的黏稠度较高，处于高凝状态；血脂高、动脉硬化；应用大剂量的促红细胞生成素等。

（3）其他原因：过早地使用内瘘、反复进行定点穿刺、长时间的压迫止血及其他各种原因导致的静脉炎症、局部感染、低血压等。

3. 护理干预

（1）不要用过多的敷料包扎手术后的伤口，不要有过大的心理压力；护士需每天对内瘘的通畅情况检查 3 ～ 4 次，最好能听到血管杂音或能扪及内瘘震颤。

（2）穿着衣袖宽松的服装，避免术侧受力；禁止在术侧的肢体上进行抽血、注射、测量血压及输液等操作。

（3）手术后避免血管受到各种刺激而收缩，如低血压、寒冷、压迫、大量出汗、疼痛等，糖尿病患者应特别注意季节更换时的保暖工作。

（4）不要太早使用内瘘，通常在手术结束 6 ～ 8 周之后动静脉内瘘才会成熟，对于糖尿病患者、血管条件差者及老年人可以适当地延长时间。

（5）提醒患者在透析间期应控制体重，体重增加范围应在干体重的 3% ～ 5%，不可过多超滤；严密监测患者血压，并及时纠正低血压。

（6）合理、个性化、科学地制定穿刺计划，建议采用扣眼或绳梯式穿刺，以一针见血。

（7）透析结束之后，不要长时间压迫止血，以防止血管因长时间受压而导致局部血栓形成（止血时间建议按照患者的个体差异来判断），以适当的力度进行压迫，以能扪及震颤且不出血为宜。

（8）随时了解血压的变化，正确地服用降压药物；定时检测血脂，对胆固醇及饱和脂肪酸的摄入要有所控制，使血管的粥样硬化得以减慢，避免增加血液黏稠度；出现高凝状态时，应在医生的指导下合理使用抗凝药物等。

4. 处理方法

（1）对血栓形成的程度进行判断：早期的表现包括血流量不足、杂音、震颤及搏动减弱；若血栓形成的时间比较长，则动静脉内瘘的杂音、震颤及搏动会完全消失，且血液的颜色会变黑。

（2）当动静脉内瘘的杂音、震颤及搏动出现减弱时，应马上测量血压。如果血压偏低，需找到低血压的原因，若血容量不足则立即纠正；应及时纠正心源性低血压时的心功能不全；如果血压正常，可以使用多磺酸粘多糖乳膏轻柔地按摩吻合口并热敷。当血管的杂音、震颤、搏动增强时可进行全身肝素化的透析治疗，若无效则应遵照医嘱将25万~50万U尿激酶溶于20 mL生理盐水，缓慢在吻合口注射之后轻柔地按摩。

（3）当动静脉内瘘的杂音、震颤及搏动全部消失时，应先向患者询问，对阻塞的时间进行了解，若阻塞时间 < 12小时，可按医生的指导进行溶栓治疗。

（4）经皮腔内血管成形术（percutaneous transluminal angioplasty，PTA）治疗。通过PTA治疗动静脉内瘘血栓形成的成功率高达88.9%。相较于药物溶栓法，PTA的优点是创伤小、便于操作、再通率高、能够降低并发症发生率与减轻不良反应；在出现内瘘闭塞后，必须在12小时之内对透析患者进行药物溶栓治疗，而PTA可以在72小时之内对患者进行治疗，因此PTA能延长内瘘的使用寿命，减轻患者的痛苦，在临床上应用价值较高。

5. 护理流程

内瘘血栓形成的护理流程，见图5-12。

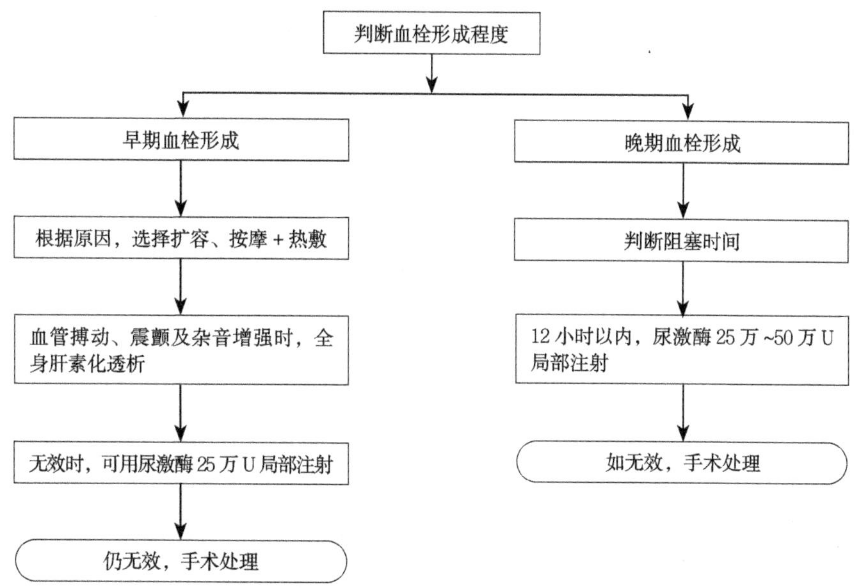

图5-12　内瘘血栓形成的护理流程

（四）动脉瘤

1. 临床表现

动静脉内瘘的血管呈瘤状或过度扩张。

2. 常见原因

（1）没有在内瘘手术之后进行系统锻炼，使用内瘘过早，静脉壁过薄。

（2）吻合口与穿刺点的距离过近，血流冲力大。

（3）在同一部位反复定点穿刺，导致局部皮肤变薄，血管瘤增大。

3. 处理方法

（1）指导患者在内瘘手术 7 ~ 10 日后循序渐进地锻炼，在充分扩张血管的同时增强静脉血管的弹性，降低发生血管瘤的可能性。

（2）手术 6 ~ 8 周后为动静脉内瘘的成熟期，对于糖尿病患者、血管条件差者及老年人可适当地延长时间，将静脉充分动脉化之后方可使用。第一次使用内瘘时，应由高年资护士或经验丰富的护士充分评估后，再选择穿刺方法、穿刺时间和穿刺点。

（3）内瘘首次使用时应注意穿刺的成功率，避免出现出血和血肿；动脉端的穿刺点应和吻合口距离较远，降低出血和血肿的发生概率。

（4）穿刺点的更换应有计划地进行，避免血管壁因频繁使用而损伤，如血管壁变薄、弹性降低、形成血管瘤等。日常生活中可以使用护腕或弹性绷带轻柔地压迫、保护，避免继续穿刺；当出现血管瘤增大、有破裂的危险、穿刺位置受限或自发出血时可手术处理。

4. 预防护理

在透析之前，穿刺时应避开动脉瘤处，结束后压迫护腕进行保护；心脏的负担增加，存在血管破裂危险时，需通过手术治疗。

第三节　永久性血管通路（人造血管移植内瘘）

自身血管条件不好的患者（如静脉短缺、闭塞、纤细等），或多次进行直接动静脉内瘘吻合术后自身血管无法再利用的患者，可选用自身、异体及人造血管进行搭桥造瘘。自身血管移植、同种异体血管移植、异种血管移植和人造血管移植是比较常见的。

本节着重介绍人造血管内瘘的技术和护理。人造血管具有血流量大、生物相容性好、使用时间长、长期通畅率高、能反复穿刺，以及口径和长度可任选等优点；缺点是手术难度高、价格贵及术后易发生血清性水肿（简称血清肿）。

常见的人造血管材料有：聚醚-氨基甲酸酯与聚四氟乙烯。由于四氟乙烯材料多孔、柔软且易于穿刺及处理，比涤纶的抗感染性能更好，如今成为应用最广的移植物假体。最常见的规格是孔间距为 10 ~ 30μm、内径为 6 mm 的人造血管。

一、血管移植部位和手术方法

（一）部位

首先选择非惯用侧的上肢前臂，其次选择惯用侧的上肢前臂、非惯用侧的上肢上臂、惯用侧的上肢上臂和下肢大腿。

（二）手术方法

1. 直桥式吻合（直桥式J形）

配对动、静脉为前臂桡动脉与贵要静脉、正中静脉或头静脉。直桥式适合远端静脉纤细或静、动脉相距较大者。通常移植血管的两端与静、动脉做端-端吻合或端-侧吻合（图5-13）。

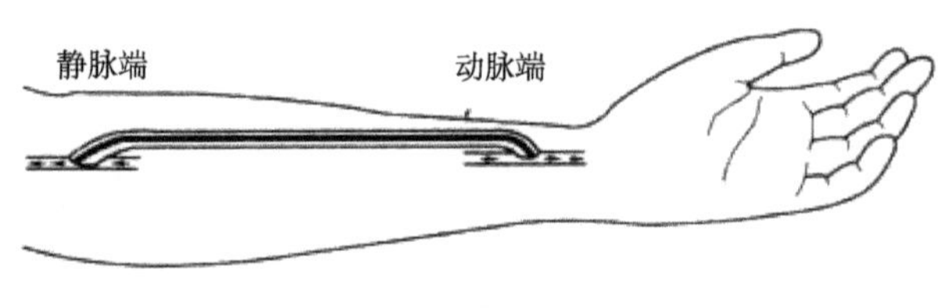

图 5-13　直桥式吻合

2. 襻式吻合（襻式 U 形）

配对动、静脉为桡动脉根部与头静脉、贵要静脉或正中静脉，上臂肱动脉与头静脉、贵要静脉、腋静脉或肱动脉，腋动脉与腋静脉。通过 U 形皮下隧道，移植血管的两端分别与所选的静、动脉做端－端吻合或端－侧吻合（图 5-14）。目前临床上大多采用襻式吻合。

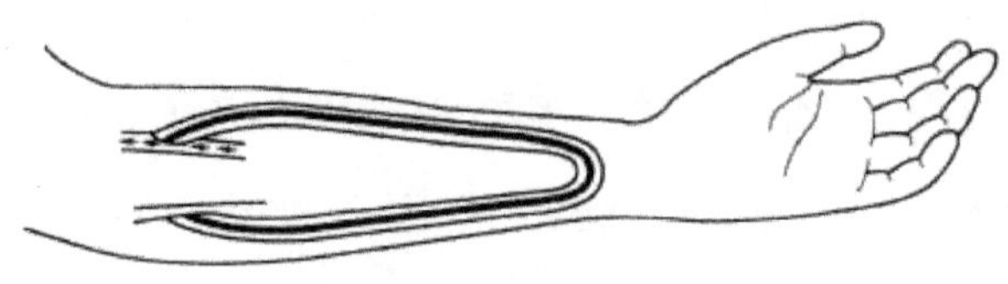

图 5-14　襻式吻合

二、术前评估

（1）必须保证即将搭桥的动脉有充足的内径（≥ 3 mm），血流量至少保证在 300 mL/min。通过在术前与术中的详细检查（包括超声、物理检查、术中观察与血管造影）来明确血管的内径。

（2）即将搭桥的静脉的流出道内径应≥ 4 mm，通过减少回流阻力，以确保近心端的畅通无阻。检查方法有静脉造影、输液试验、物理检查及 Fogarty 导管法等。

（3）评估患者的病情，必须了解有上肢深静脉留置导管史（如颈内静脉、锁骨下静脉）的患者的置管方法、时间并将该静脉狭窄排除；对于腋下、胸部（如乳腺癌的根治术）等有手术的患者，应对人造血管内瘘术后引起的回流受阻进行排除。

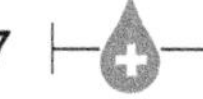

三、手术前后护理

（一）术前准备及宣教

详见本章第二节。

（二）术后护理及宣教

（1）术后将患肢抬高；保持伤口清洁、干燥，切勿随意取下包扎敷料，以免出现伤口感染；当渗血不止、疼痛难忍时，应立即告知医生，进行有效止血并合理采用抗生素。

（2）应尽量在术后早期穿着衣袖宽松的内衣。若局部出现肿胀，则可能是血清肿（血浆通过多孔的四氟乙烯移植物渗出），应使其快速消退；局部出现明显红肿时，使用50% 乙醇进行湿敷。

（3）不宜用过多、过厚的敷料包扎伤口，包扎压力不宜过大，最好能听到血管杂音或能扪及瘘管震颤，避免使用患肢拎重物、佩戴过紧的饰物、测量血压等。严禁在造瘘侧血管抽血或输液。

（4）手术 5 ~ 7 日后可用造瘘侧肢体做适当的腕关节运动或握拳运动，从而促进血液的流动，避免血栓形成。对于血液高凝状态者，应按医嘱使用抗凝剂。

（5）注意查看人造血管的状态，教会患者判断瘘管是否通畅的方法，即用非手术侧手触摸手术侧静脉处，若听到血管杂音或扪及震颤，则为通畅。若没有搏动、震颤及血管杂音，或有辐射性搏动，需马上通知医生，进一步明确是否出现人造血管闭塞。

（6）术后 2 周内常出现明显的血清肿，4 周后方可愈合。若操作不得当，易引发感染，一旦感染就须切除全部移植血管，因此不建议 2 周前使用内瘘。建议手术 2 ~ 3 周后，由资深护士或护士长进行评估后再使用。若使用过早，隧道内出现出血时，很容易形成假性动脉瘤与血肿。因此使用时间的正确掌握，对延长患者人造血管的使用寿命是非常重要的。若患者病情严重，须紧急透析时，可在无局部红肿或明显血清肿的情况下使用。

（7）告诫患者应养成良好的卫生习惯，保持手臂清洁。应保持血液透析后穿刺部位的清洁，穿刺部位当日不要接触水，用无菌敷料覆盖 6 ~ 8 小时，以避免感染。

四、穿刺技术

不同于自体动静脉内瘘，损伤后的人造内瘘血管需要周围组织参与修复，且修复时间较长，因此对操作者的要求较高。

（一）穿刺前准备

1. 患者准备

清洗双手，对人造血管侧的手臂进行清洁，使穿刺部位暴露。

2. 评估患者血管

查看穿刺记录表或上次的记录；查看局部是否存在红肿、淤斑、血肿等；触摸血管或听诊，对深浅度和通畅性进行了解；明确血流的方向，准确选择穿刺点。

3. 护士准备与物品准备

详见本章第二节自体动静脉内瘘穿刺技术。

4. 明确血流的方向

在穿刺襻形人造血管之前应先听诊，杂音强的一侧为动脉，弱的一侧为静脉；动脉为穿刺后压力大的一侧，反之则为静脉。压迫人造血管中点，对受压点两侧的血管内震颤与脉搏进行检测，动脉为强的一侧，静脉为弱的一侧。

5. 合理地使用血管

人造血管价格昂贵且修复慢，使用寿命也有限，所以通常静脉穿刺时选择自身血管，动脉穿刺使用人造血管。国外报道称，在系统地管理人造血管的内瘘时，若每次治疗都标明血管的穿刺点，可使穿刺的失误率降低，穿刺的成功率提高，血管的使用寿命也会延长。

（二）穿刺要点

1. 严格的无菌操作

严格消毒皮肤，佩戴无菌手套，将无菌治疗巾铺开，进针之前再消毒一次皮肤，消毒的范围是以穿刺点为中心，直径 > 8 cm。

2. 穿刺针的方向

可逆血流方向，也可顺血流方向，向心方向即为静脉穿刺的顺血流方向。因人造血管修复慢，所以静脉穿刺时使用周围血管，动脉穿刺时使用人造血管，可使再循环减少，延长人造血管的寿命。

3. 穿刺角度

40° ~ 45° 较为合适，会使人造血管的穿刺部位产生“皮片”效应，在拔出穿刺针

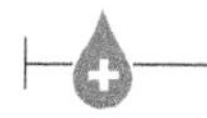

时具有与瓣膜类似的功能，进而减少穿刺点的出血。若进针的角度变大，会易出现圆形穿刺孔，不仅不产生“皮片”效应，还会损伤人造血管；若靠近皮肤平行地进针，会对人造血管的外壁造成损伤。

4. 穿刺针的斜面

有部分学者认为若穿刺针的斜面向上会减少损伤，但据经验而言，笔者认为这一说法主要是使皮肤和穿刺针的切割面成为一体，从而减少损伤。

5. 穿刺针的旋转

有报道称，在人造血管穿刺时应使穿刺针的针头斜面向下，再旋转针头至斜面向上。据笔者经验，原则上穿刺时针头的斜面向下，若血流量好，就不用再旋转针头，从而减少损伤。但若血流量不佳，则可将针头适当地旋转。尽管针头旋转后能保护血管的后壁不会被针尖伤害，但会因牵拉穿刺点而引起穿刺点渗血，针头旋转也会损伤血管内膜。

6. 穿刺点的选择

轮流更换穿刺点是十分重要的，切勿定点穿刺。管理人造血管时应制作显示穿刺时间和穿刺位置的图表，这会对合理使用穿刺点有所帮助，不要重复地在相同部位穿刺。沿人造血管平行轴的每个穿刺点间应相距 0.5 ~ 1.0 cm，动静脉穿刺点之间的距离应在 4 ~ 6 cm 以上，不可在距离吻合口 3 cm 左右的位置穿刺。

7. 穿刺成功的标志

严格消毒皮肤之后佩戴无菌手套，选择好穿刺点，沿着皮肤平行地进针，进入血管之前将穿刺的角度提高至 40° ~ 45°，突破血管之后将针头平行地推入。出现明显突破感，且回血通畅，说明穿刺成功。若有回血但流量不好，则针头可能进入到人造血管夹层中，也可能针头的斜面穿透了人造血管或贴到了血管壁上。

注意：穿刺早期，若患者因手臂肿胀而导致血管显露不明显，可施加适当的压力将水肿推开，在将血管方向摸清之后，把针头推进血管中。推进针头时，一定要注意手腕力量和进针角度，避免刺入血管的夹层中或对人造血管的后壁造成损伤。

（三）止血方法

临床上最常见的止血方法是指导患者自己指压，不仅止血效果最好，对人造血管的创伤也最小。指压方法为在拔针的同时在皮肤穿刺点的上方 0.2 ~ 0.3 cm 处指压（此处正好是血管的进针点），手指的压迫力在控制出血的同时维持了穿刺点两端的震颤或搏动，避免因压力过大而造成人造血管闭塞。若压力过小则会导致血管穿刺处形成假性动脉瘤或皮下出血。按压动作与起针要协调，减轻对血管的损伤。若患者无法自行压迫，则需在医护人员的协助下进行压迫。通常压迫的时间为 15 ~ 25 min，为避免患者血栓形成，可适当延长止血时间。需要注意的一点是，对人造血管内瘘止血时，不可使用传统压脉带压迫止血。

五、并发症的护理

自体动静脉内瘘和人造血管内瘘的并发症大体相同，常见的并发症有血肿和出血、感染、血栓形成，其中最常见的是血栓形成，血清肿只见于人造血管内瘘。

（一）血栓形成

早期的血栓形成主要受外科手术操作的影响（3 个月之内），晚期则主要与血管内膜增生性狭窄有关。血栓形成的护理与干预要点如下。

（1）穿刺人造血管时，对穿刺技术的要求较高。为延长人造血管的使用寿命，穿刺者最好由一名资深且穿刺技能优秀的护士担任。

（2）让患者学会自我保护，如每天触摸震颤，血红蛋白浓度不可过高，随时观察抗凝指标（活化部分凝血活酶时间、凝血酶原时间），可按照医嘱使用双嘧达莫（潘生丁）、阿司匹林等抗凝剂。注重个人卫生，为避免感染，应保证局部的清洁。

（3）注意人造血管的手臂不可测量血压，不要受压，禁止提重物，不可用绷带压迫等，尤其是切勿侧睡于造瘘侧或将造瘘侧的手垫在头下。

（4）出现局部血肿时，需马上冷敷，并用多磺酸粘多糖乳膏按摩，次日再热敷。

（5）容易在透析过程中出现低血压的患者应注意控制水分，随时调整透析方法或干体重，出现低血压时应立即补充血容量或平卧。

（6）血管杂音消失或偏低的患者，应及时去医院处理。

（二）血清肿

血清肿指因血清性积液而产生的局限性肿物，主要在人造血管的吻合口处发生，其中襻式移植有 90% 以上的发生率，表现为移植血管的周围出现弥漫性肿胀。血清肿经常

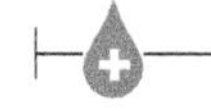

会在手术的 1 ~ 3 日后出现，数周之后会自行消退，但也有很多患者会持续数个月甚至数年。一般无须对出现血清肿的患者做特殊处理，可以尽量在术后抬高术侧的肢体。对于消退慢的患者，可每天用红外线灯照射 2 ~ 3 次，每次 20 ~ 30 分钟。手术结束 1 周之内若使用肝素化血液透析会使血清肿加重，因此需进行低分子肝素或无肝素透析。对于严重或长时间没有消退的血清肿，可通过手术清除。

第四节 高位动静脉内瘘

长期对前臂动静脉内瘘反复地进行穿刺会导致闭塞、血栓形成，或造成前臂血管条件差，进而难以进行前臂动静脉内瘘术，这时候就可以考虑进行高位动静脉内瘘术，也被称为上臂动静脉内瘘。

对肘部或者肘部以上的血管进行动静脉吻合术之后形成的动静脉内瘘被称为高位动静脉内瘘。常见的配对动静脉包括肱动脉与肘正中静脉、肱动脉与贵要静脉、肱动脉与头静脉。吻合方式有侧 - 侧吻合法、端 - 端吻合法、端 - 侧吻合法。

图 5-15 是头静脉与肱动脉做侧 - 侧吻合手术的示意图。它的优点是，虽然手术部位位于肘部以上，并且有瓣膜阻挡静脉，但长时间动脉高压的冲击可以逐渐破坏瓣膜，导致远端静脉出现明显的扩张，最终形成较长的穿刺范围。

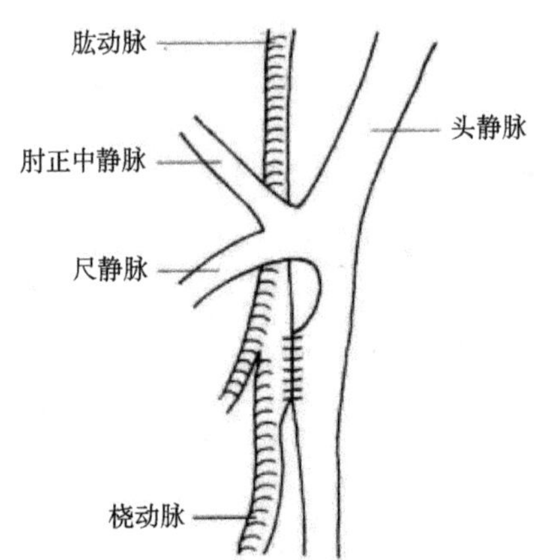

图 5-15　头静脉与肱动脉侧 - 侧吻合术

一、术前护理及患者宣教

（1）术前的常规护理：告知患者需要对造瘘皮肤进行保护，切勿抓挠，预防感染；手术前需要将造瘘侧手臂清洗干净，并修剪指甲。尽量选择行左侧头静脉与桡动脉吻合术治疗，使患者右手可便于生活自理。

（2）术前宣教：护理人员要多与患者交流，告知患者动静脉造瘘术实施的必要性和目的，以及自我护理的基本方法。指导患者保护造瘘侧手臂，确保手术的快速实施。需要注意的是，对于即将做高位动静脉内瘘术的患者来说，由于大多数患者经历过一次或几次失败的动静脉内瘘术，因此患者会产生恐惧、紧张、焦虑的情绪，这就需要护士耐心地疏导患者，讲解有关高位动静脉内瘘的护理要点，帮助患者调节心理状态，并提高患者的自我护理水平。

（3）由于长时间留置导管会造成该侧深静脉闭塞或狭窄，且术后可能会导致回流不畅或局部肿胀，因此应在术前评估将做高位动静脉内瘘的肢体有无锁骨下静脉或颈内静脉留置导管史。

（4）上臂动静脉内瘘因血流量大且相对较粗，应在术前进行超声检查来明确血管内径与血管走行，避免动、静脉吻合时产生盗血综合征，进而预防因血液高排出量而引发的心力衰竭。

（5）由于肥胖患者的静脉位置比较深，难以穿刺，因此不方便手术。

二、术后护理

（1）详见本章第二节。

（2）由于上臂动静脉内瘘手术的位置不同，且手术难度高、创伤大，再加上动静脉位置较深，因此上臂动静脉内瘘比前臂动静脉内瘘的成熟时间要长，通常需要 2 个月或者更长时间。

（3）为了便于穿刺和日常生活，可以在患者衣袖的袖口到腋下之间加上一条拉链，在保暖的同时还方便护理。结束血液透析后，为了避免患者在途中出血，可以用弹力绷带包扎一下。

三、穿刺护理

（1）由于患者动静脉内瘘的长度会因手术部位的限制而缩短，且不便于穿刺，因此静脉穿刺点应在下肢静脉，而动脉穿刺点应选择距离吻合口 3 cm 以上的位置。若在同一条血管上进行动、静脉穿刺，则会因动、静脉之间距离较近，导致再循环的形成，从而影响透析的充分性。若在上臂动静脉内瘘的内侧穿刺，会因此处丰富的神经末梢导致痛觉灵敏，而不易被患者接受。

（2）上臂动静脉会由于血管较粗且易扩张，从而易形成假性动脉瘤。

（3）高位动静脉内瘘穿刺因难度较大，需要资深护士的指导，且其压迫止血时间会比前臂动静脉内瘘的时间更长。由于上臂肌肉较松弛且血管下无明显支撑点，因此易造成皮下血肿与出血。

四、常见并发症及护理

高位动静脉内瘘的并发症相对较多，且创伤与手术难度较大。常见的并发症有血栓形成、局部血肿、心力衰竭、血管瘤、盗血综合征、感染。

（一）血肿

手术创伤会导致早期血肿，而穿刺技术与止血会影响内瘘使用过程中出现的血肿。高位动静脉内瘘的特殊性使其穿刺难度增大，加上血管脆性的增加，易导致血肿。

血肿的处理：第一点，对穿刺口进行正确的、适当的压迫，压迫的时间要久。第二点，压迫的时候不要用力去揉，就压住一个地方不松手。第三点，必要时进行加压包扎。

（二）血栓形成

与前臂动静脉内瘘的发生率相同，手术技术影响着早期血栓的形成，而晚期血栓则不可逆。由于高位动静脉内瘘血管的长度不足，血管无法向下或向上扩张，因此扩张与穿刺受到局限，易有血栓形成。对于血液高凝状态或血红蛋白偏高的患者应使用抗凝药物，如华法林、双嘧达莫（潘生丁）、肠溶阿司匹林，并在服药期间对活化部分凝血活酶时间或凝血酶原时间进行检测，以避免血栓形成。

（三）盗血综合征

盗血综合征比前臂动静脉内瘘的发生率更高。术侧的远端肢体出现明显缺血的表现，如手指溃疡、疼痛苍白等，大多数是因上臂的血管内径较粗而造成的。出现盗血综合征时应通过手术将扩张的吻合口的内径缩小，使血液回流减少，从而改善手指末梢的循环。

（四）血管瘤

血管瘤比前臂动静脉内瘘的发生率更高。因血管较为表浅且血流量大，若穿刺的方法不妥当，血管瘤会很容易出现。在护理过程中应注意的是：①穿刺点的更换。②即使血管已扩张，但仍应在穿刺时扎止血带，以免损伤内膜。③出现血管狭窄时，需要在狭窄处进行穿刺，以扩张此处的血管。④尽量在穿刺前充分暴露上臂血管，以帮助对穿刺点进行评估与选择。

（五）心力衰竭

血流动力学的改变导致了心力衰竭的发生。静脉回流速度较快、回心血量增大、肱动脉血流量大、心脏的承受能力较差、吻合口扩张，以及控制水分不严格，导致患者易并发心力衰竭。在护理过程中应注意的是：①手术吻合口的内径 < 7 mm。②提醒患者要严格控制水分。③出现明显气急、胸闷现象时应立即就诊。

6

第六章

特殊血液净化技术及护理

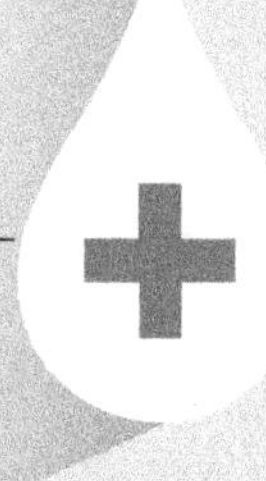

在医学飞速发展的今天，血液净化技术逐渐成为综合治疗重症患者必不可少的一项手段。血液净化中心在系统性地对维持性血液透析患者进行血液净化治疗的同时，还可运用血液净化技术治疗与抢救多脏器功能障碍综合征、急性药物或毒物中毒、免疫系统疾病、急性肾损伤等患者。

第一节　血液滤过与血液透析滤过

一、血液滤过发展史和现状

至今，血液滤过（hemofiltration，HF）已在临床应用 50 余年，此治疗方法最早是以单纯超滤为基础发展的。1967 年，开始了对于现代的 HF 治疗方法的研究。1976 年，在德国召开的第一次对 HF 的讨论会上，德国专家对此疗法的优点进行了介绍，如能够改善神经病变、控制血压、改善贫血等。而血液滤过最初在我国临床上的应用是依靠单泵维持血液循环，随后通过一根硅胶管将吸引器和透析器连接起来，为了尽可能增大超滤量，可以在调节负压的同时，从静脉回路中补充林格液（复方氯化钠注射液），由于所有监测设备都是手动控制的，因此需要护士与医生一直在旁监护。如今，随着全自动血液滤过机可以准确控制出入量平衡，HF 已逐渐成为一项成熟而又安全的常规治疗方法。同时人们也在不断寻找与生理更加符合的治疗方法，如增大对流、开发新滤过膜，这也成为改善和发展肾脏替代治疗的主要思路。

二、血液滤过的原理

（一）血液滤过的基本概念

血液滤过的工作原理是模拟肾小管的重吸收与肾小球的滤过作用。血液滤过过程中，水、溶质与血浆的转运和人体肾小球的滤过很相似，血液被引入滤过器循环后，在滤过器膜内形成正压，滤过器膜外又被施加了一定负压，跨膜压由此形成。在大量水通过膜移动的同时，水中溶质被拖拉着一起移动，这种溶质的转运方式被称作对流，比滤过膜的截留分子量（一般是4万～6万）小的溶质都会通过对流方式而被清除，在血液滤过的同时向体内输入电解质浓度、成分与正常的细胞外液相似且新鲜的置换液，从而使患者的水、电解质与酸碱平衡失调得以纠正。

（二）血液滤过的装置

1. 血液滤过器

决定血液透析滤过（hemodiafiltration，HDF）与HF治疗效果的重要因素就是血液滤过器的膜性能，血液滤过膜要具有超高的通透性与超滤系数，同时具备高通量、大孔径的特点。用于HDF或HF的超滤系数必须≥50 mL/（h·mmHg），且须包括下列特点。①没有毒性，较好的生物相容性。②稳定的理化性质。③一般截留分子量$<60\times10^3$，可以将血清蛋白截留。④能够吸附并清除中分子毒素。⑤可将内毒素截留。

2. 血液滤过机

除了拥有与血液透析机相同的静脉压、动脉压、跨膜压、空气监测、漏血等装置之外，新型血液滤过机还具有置换液泵与液体平衡加温装置，可按照需求选择血液透析滤过模式或血液滤过模式进行治疗。而两种模式最大的区别在于是否使用透析液。在治疗过程中二者都需要将大量液体超滤的同时补充相应量的置换液，若治疗过程中液体置换不足或过多，都会造成危及患者生命的容量性循环衰竭，所以保证置换液和滤出液的进出平衡在治疗中是十分重要的。

血液滤过机有两类液体平衡系统：一类为重量平衡（图6-1）；另一类为容量平衡（图6-2、图6-3）。通常重量平衡法采用的是电子称重系统，确保置换液的输入重量与滤出液的重量是相等的。而容量平衡法则使用的是平衡腔原理。如今大部分血液透析滤过、血液滤过的机器都用容量平衡代替重量平衡。而一般通过重量平衡法来控制液体平衡的机器，都是在进行连续性肾脏替代治疗时使用的床旁机。

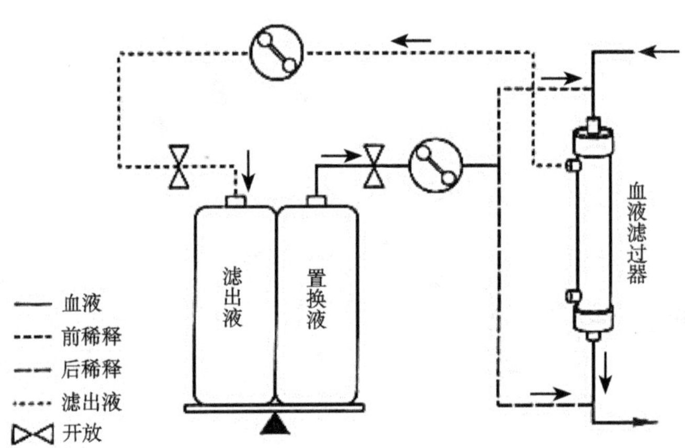

图 6-1 重量平衡法

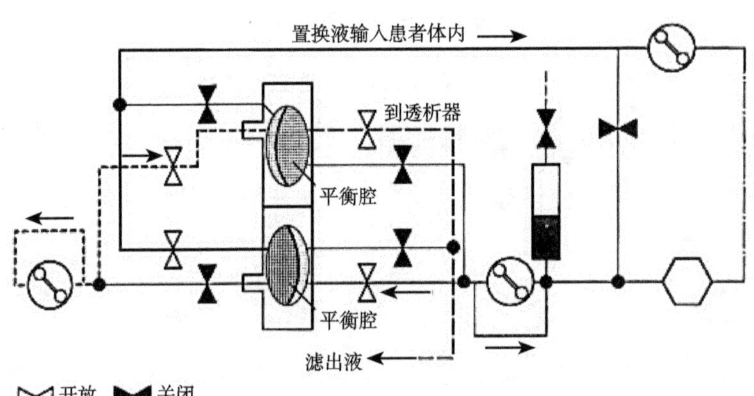

图 6-2 容量平衡法（前相）

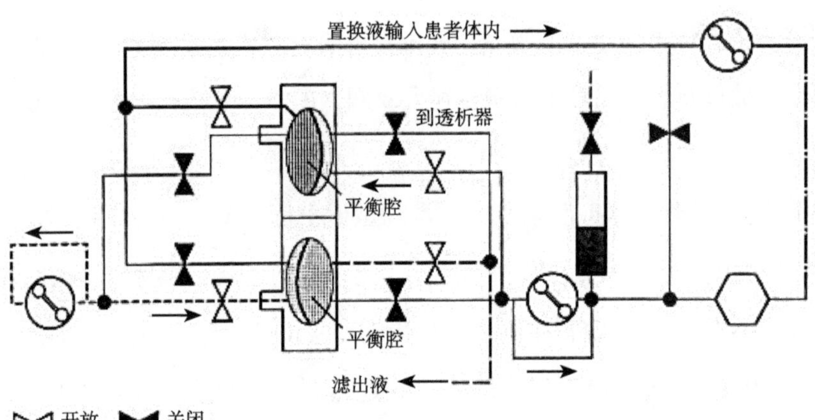

图 6-3 容量平衡法（后相）

3. 置换液

在血液透析滤过与血液滤过的过程中，因血浆中大量的水与溶质被滤出，所以补充的置换液必须和正常的细胞外液相似。一般血液滤过中的超滤量是 70 ~ 200 mL/min，每次置换液的补充量是 16 ~ 50 L。因输入速度很快，所以需要高质量的溶液。置换液的质量是改善患者长期预后、减少并发症、提高血液滤过疗效的关键环节。过去，血液透析滤过或血液滤过通常使用商业生产的袋装置换液，由于其操作复杂、价格贵、体积大，且缓冲液是醋酸盐或乳酸盐，没有含碳酸氢盐置换液，因此患者的耐受性较差。为了将操作中的污染减少，并提高置换液的质量，目前临床上大多采用在线式血液滤过机，并使用低成本、更加符合生理、能够即时大量产生洁净且无致热原的碳酸氢盐置换液。

三、血液滤过与血液透析滤过方法

（一）血管通路

血液透析滤过、血液滤过与血液透析的血管通路是一样的，可使用中心静脉留置导管或者动静脉内瘘，但对血流量的要求要比血液透析更高，通常血流量须达到 250 ~ 350 mL/min 才可以达到理想治疗效果。

（二）补充置换液

可以在血液滤过器之前或之后输入置换液，方法不同，置换液的需求量与物质的清除率也不同。

1. 前稀释置换法

前稀释置换法从滤过器之前的动脉端输入置换液（图 6-4）。由于进入滤器之前血液已经被稀释，因此前稀释置换法的优点是血流阻力较小，蛋白覆盖层不易形成在滤过膜上，可以将抗凝剂的用量减少，但其溶质的清除率比后稀释置换法低，若想清除率和后稀释置换法一致，则需要使用更多置换液。当采用小剂量肝素抗凝或无抗凝剂治疗时，最好选用前稀释置换法。

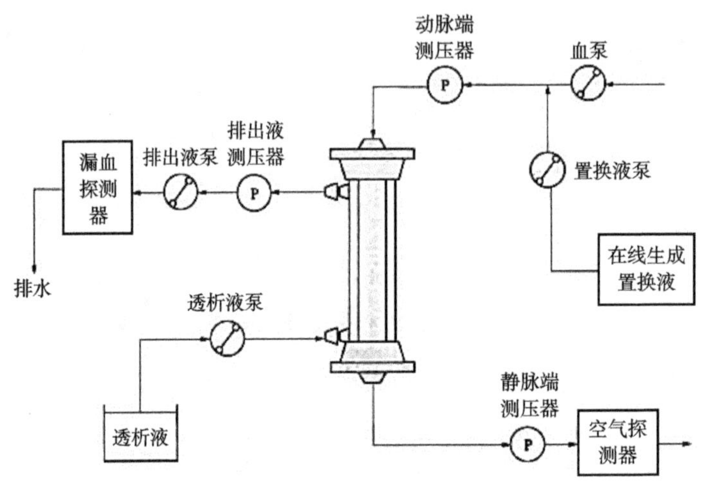

图 6-4 前稀释置换法

2. 后稀释置换法

后稀释置换法从滤过器之后的静脉端输入置换液（图 6-5）。后稀释置换法是在临床上最常使用的方法，它的优点包括置换液的用量低、清除率高、治疗费用少。缺点是大量水分在滤过器中被超滤之后会造成血液浓缩，滤过器的膜上易有覆盖物形成，且比前稀释置换法时的肝素用量更多，所以在使用后稀释置换法时，总超滤和血流的比应 < 30%。为了将清除效果提高，一般常规的治疗患者选用后稀释置换法，而对于使用小剂量肝素或无抗凝剂治疗的患者或有高凝倾向的患者来说，不建议选用此法。

3. 混合稀释置换法

混合稀释置换法是较为完善的稀释方法。为了将 HDF 或 HF 的后稀释和前稀释治疗的优点发挥到最大限度，避开两者的缺点，部分欧洲的血液净化中心提出分别在前、后稀释的位置上同步地输入置换液（图 6-6），这样在具有后稀释置换法清除率高的优点的同时，也具有前稀释置换法抗凝剂用量少的优点，是优化后的稀释治疗方法。

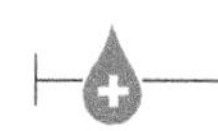

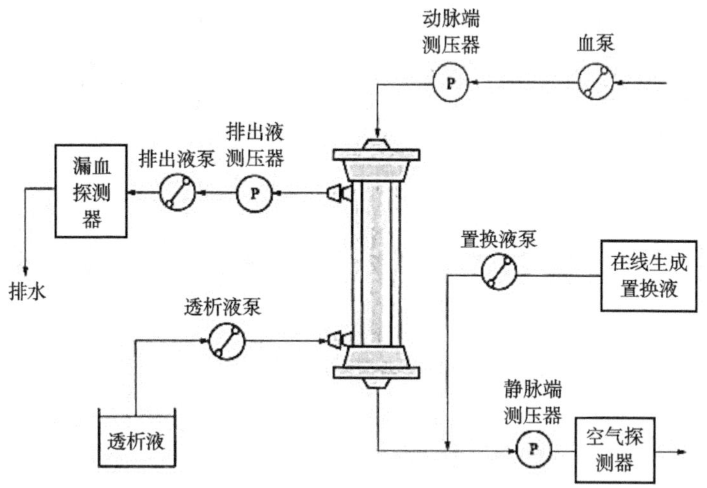

图 6-5　后稀释置换法

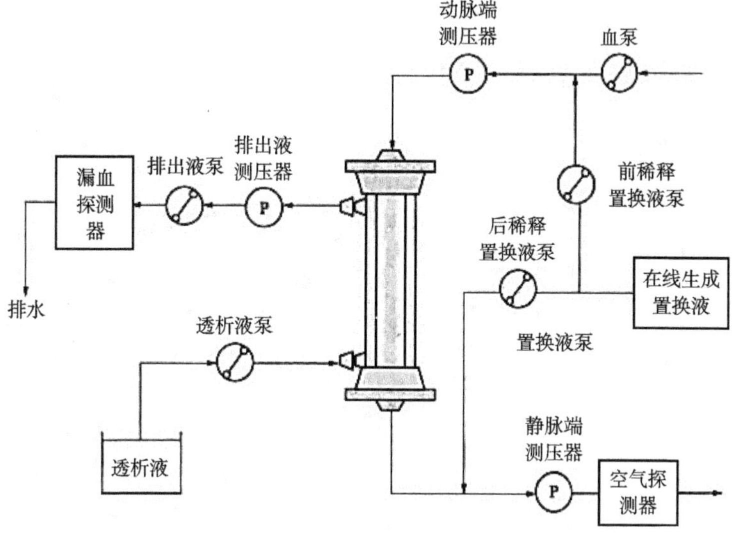

图 6-6　混合稀释置换法

（三）补充置换液的计算方法

置换液量还决定着血液透析滤过与血液滤过的溶质清除效果。应在临床上采用后稀释置换法进行一次血液滤过，通常置换液量为 20 ~ 30 L。若想尿素的清除指数达到 > 1.2 的标准，应使超滤量为体重的 58%。

可按照尿素动力学进行计算，因患者的蛋白质摄入量不同，尿素氮的产生数量也不同，计算公式如下。

每周交换量（L）= 每日蛋白质摄入量（g）×0.12×7/0.7（g/L）

该公式中：0.12 是 1 克蛋白质代谢后尿素氮产生的克数，7 是每周的天数，0.7 是滤过液中的平均尿素氮浓度。最后计算出的每周置换液量在血液滤过治疗时分成 2 ~ 3 次给予。

按照此公式进行计算时没有计算残余的肾功能，如果患者有残余的肾功能，则可相应地减少置换液量。

目前尚没有统一的估计前稀释血液滤过量的方法。提倡每次的前稀释总滤液量和干体重的比值在 1.3 ∶ 1.0 以上，或者每次治疗时的置换量高于 40 ~ 50 L，这样清除效果更好。

四、血液滤过和血液透析滤过的临床应用

与血液透析（hemodialysis，HD）相比，HDF 和 HF 至少具有以下两方面优点：血流动力学稳定；可清除中、大分子物质。

（一）血流动力学稳定

患者的心血管系统对于 HF 的耐受性要比 HD 更好。采用 HF 进行脱水能够同时排出溶质和水，是等渗性脱水，因此体内渗透压和血细胞比容等的变化较小，而采用 HD 进行脱水时，因体内渗透压的变化大，所以对血压的影响也大。此外，HF 会选择性地将 Na^+ 保留，当大量脱水的时候，血浆蛋白的浓度会相应地提高，使细胞外液中的 Na^+ 可以保持在较高的水平，而高浓度的细胞外液会将细胞和组织内的水分移到细胞外，维持恒定的渗透压，即使全身的水分明显地减少，细胞外液的容量也能保持稳定，从而稳定血压。约 5% 的接受 HD 治疗的患者易出现难治性高血压，即肾素依赖性高血压，但若使用 HF 进行治疗，其发生率会有所降低。

（二）清除大、中分子物质

HF 可以有效地将 HD 无法清除的大、中分子毒素清除掉，如细胞因子、β2 微球蛋白、甲状旁腺激素等。研究表明，分别让两组的血液透析患者接受低流量 HD 与 HDF 治疗，HDF 小组在治疗前的 β2 微球蛋白水平与低通透量 HD 小组相比存在明显降低，并且这种差异在 2 年多的研究期间一直保持着。

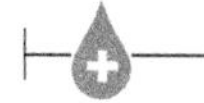

大量研究及临床资料表明，HDF、HF能够改善神经系统症状及心血管系统的稳定性、促进食欲、减少和透析相关的淀粉样变、清除甲状旁腺激素、缓解继发性甲状旁腺功能亢进症、促进红细胞生成素生成、纠正贫血。因此HDF或HF除了适合慢、急性肾衰竭患者之外，还适合出现以下情况的慢性维持性血液透析患者。

（1）高血压患者：不论是肾素依赖性还是容量依赖性高血压，通过血液滤过都可以较好地将其控制。对于容量依赖性高血压，HF能比HD清除更多液体且不会出现循环衰竭。因此对降压药物有抵抗和非容量依赖性高血压的患者，采用HF治疗对控制血压更有帮助。

（2）低血压患者：患者在血液透析过程中出现低血压的原因有许多，其中糖尿病、自主神经功能紊乱、心肌病变等患者及对血液透析的耐受性较差的老年患者易出现低血压，而通过HF治疗则可以改善其低血压的症状。

（3）因明显的中分子毒素积聚而导致听力下降、视力模糊、皮肤瘙痒、神经病变的患者。

（4）和透析有关的体腔内积液。发生率为5%～37%，可能的原因包括：①水钠潴留。②腹壁毛细血管的通透性增加。③真菌、结核杆菌或细菌感染。④充血性心力衰竭、心包炎、低蛋白血症等。

（5）肝性脑病的患者。

（6）药物中毒的患者。

（7）高磷血症的患者：在清除磷方面，HDF远比HD要有效得多，能更好地控制高磷血症。

（8）多脏器功能障碍的患者，尤其是伴随低氧血症、急性呼吸窘迫综合征的患者。

如今，为了能够在同一次治疗中将大、中、小分子毒素同时清除，在临床上大多使用的是HDF治疗，但仍有一部分对降压药物有抵抗和非容量依赖性的高血压患者的血压经常会在透析过程中居高不下，或出现头痛、恶心等症状，经过HDF治疗之后仍没有改善，导致患者失去希望，但在患者转为HF治疗之后，仅仅经过3次HF治疗，其血压就出现明显的下降，症状也随之得到了改善。在治疗持续进行3个月之后（每周2次HD、1次HF），患者的血压就能达到正常的水平，此时若患者再次回到每周进行3次维持性透析，仅使用降压药就可以有效地控制血压，且透析情况良好。此现象表明HF治疗更适用于那些透析中有严重不良反应及顽固性高血压的患者。

五、血液滤过和血液透析滤过的并发症

所有可能在血液透析中发生的并发症，稍不注意都可能出现在血液滤过中。

（一）常见并发症

（1）低血流量。

（2）跨膜压在治疗中快速上升。

（3）置换液成分错误。

（4）液体平衡存在误差。

（5）被污染的置换液引起热源反应。

（6）凝血。

（7）破膜漏血。

（二）丢失综合征

在HDF或HF清除中分子毒素、超滤大量水分的同时，也清除了部分小分子量但有益的成分，因此需要患者从饮食上补足。目前有一些厂家通过改良透析器膜孔，使其膜孔的分布更均匀、清除率更高等，这类新型透析器在提高膜对中分子物质清除的效果的同时，也能最大限度地减少蛋白质的丢失，治疗效果及预后得以改善。

（三）其他

HF清除小分子物质的效果不够理想，应和HD交替进行治疗。

六、血液滤过及血液透析滤过的护理

血液滤过及血液透析滤过作为一种血液净化治疗中的特殊技术，随着治疗成本的下降和技术的不断成熟，HDF、HF已经成为一种常规、标准的治疗维持性透析患者的方式，通常在进行常规透析治疗的同时每周或者每两周进行一次HDF或HF。因此，进行血液透析的护士需要充分地了解其治疗原理、并发症、不良反应和适应证，熟练掌握机器

的常规操作和血液透析滤过与血液滤过的操作流程，对患者进行针对性地监测和护理。

（一）治疗前的准备

1. 患者的准备与评估

应在患者第一次接受血液滤过时，向患者及其家属说明治疗的风险和目的，并签署医疗风险知情同意书。如果需要重复使用滤过器，还需签署滤过器重复使用知情同意书。

2. 选择滤过器与设置技术参数

血液透析滤过与血液滤过的溶质清除效果会受到超滤率、血流量、滤过膜筛选系数、滤过器面积及每次治疗的置换液总量的影响，因此必须通过确认和评估来选择滤过器并设置技术参数，从而达到理想的效果。

3. 滤过器的预冲

滤过器性能的发挥会受到预冲是否充分的影响，我们经常会在临床上碰到一些和预冲不充分有关的问题，例如：①在常规抗凝的前提下，HDF、HF 上机 1 ~ 2 小时之后跨膜压就会出现快速升高，而相应的措施是将置换液的输入量再次降低，这就造成一次治疗的置换液总量无法达到目标值，从而影响到治疗的效果，有时候甚至必须将模式切换到 HD 治疗才可以继续。②残血量在回血之后过多。③患者发生首次使用综合征的概率高。而充分预冲可以预防并改善上述状况。

需要将滤过器膜内的排气流速控制在 80 ~ 100 mL/min，首先使用生理盐水将滤过器皿室（膜内）和透析管路内的气体排净，再把泵速调到 200 ~ 300 mL/min，在滤过器的旁路上连接透析液的接头，排净透析液室（膜外）内气体。若没有按照这个原则而是默认设置机器的在线预冲，那么预冲的效果将会受到影响，因此不提倡在线预冲。此外，由于滤过器膜亚层的多孔性结构和疏水特性，建议将预冲量加大，从而确保有效地将不溶性微粒与气泡清除，建议在密闭循环时进行超滤量的设置。滤过器的静脉端向上，充分清除透析器膜内的微小气泡，并且将膜亚层中的空气通过水的跨膜运动排除，充分湿化滤过膜的横向和纵向。滤过膜微孔的张力会因良好的湿化效果而最大化，可以在治疗时降低溶质、水分通过半透膜的阻力，提高膜对溶质与水的通透性，即使在 HDF、HF 治疗中输入大剂量置换液，也不易发生跨膜压快速上升的现象，对治疗效果的提高有帮助。

4. 置换液总量的设置

先明确置换液的输入方式，不论采用后稀释置换法还是前稀释置换法，设置置换液总量时均可根据前述的补充置换液的方式进行计算。

5. 超滤量的设置

准确地评估患者干体重，按照其水潴留情况及体重增长的情况设置超滤量。

6. 血流量的设定

一般在进行 HDF 与 HF 治疗时，需要血流量 > 250 mL/min，掌握熟练内瘘穿刺技术。对穿刺部位进行选择时，一定要选择可以保证充足血流量的部位穿刺，不然会影响清除率。但患者的心血管系统与血管通路的状态常常会限制血流量。如果患者因内瘘栓塞、狭窄而造成血流量不足，须首先解决内瘘通路的问题，在确保血流量充足的基础上再考虑进行 HDF 或 HF。若患者由于心血管功能低下而无法耐受治疗所要求的血流量，则应先将血流量设置到可以耐受的程度，心功能状况会在治疗一段时间之后有所改善，此时可再次调节血流量到要求的范围。

（二）护理干预

1. 观察机器的运转情况

密切监测患者在治疗过程中血流量、跨膜压、静脉压和动脉压的变化。HDF 和 HF 都应大量补充置换液，若液体的平衡有误，患者会有可能出现危及生命的容量性循环衰竭，所以需要在上机之前仔细检查并确认机器置换液出口端与置换液泵管的连接是否严密，有无渗漏，保证治疗的安全及患者液体出入量的平衡。应每小时详细记录一次临床情况和全部治疗参数。

2. 密切观察患者的生命体征和意识的变化

生命体征的变化通常是急性并发症的预兆，这就需要护士在巡视时密切观察患者的临床反应，认真倾听患者主诉，如胸闷、心慌、呕吐、恶心、寒战等。

3. 急性并发症的预防和护理

所有血液透析的并发症都可能出现在 HDF 和 HF 中，其中最应该警惕的有：①液体平衡存在误差。②置换液的成分有误。③由被污染的置换液引发的热源反应。④凝血。⑤血流量较低。在临床护理操作中护士须严格按照规范操作执行，增强责任心，在操作的前、中、后及时查对并发现隐患，有效地预防并发症。

4. 饮食指导

在通过血液透析滤过或者血液滤过将液体大量清除的同时，大量维生素、氨基酸和蛋白质会丢失，若患者无法及时从饮食中得到补充，将有发生因血液滤过治疗而引起丢失综合征的可能。因此，应在患者的饮食中增加富含维生素的蔬菜并增加对优质蛋白质的摄入。每天每千克体重维持性血液透析患者的蛋白质摄入量是 1.2 ~ 1.5 g，但在 HDF 或 HF 的治疗阶段，为了将从滤过液中丢失的营养物质补足，蛋白质的摄入量最好达到每天每千克体重 1.5 g。为了确保患者的营养摄入水平能够达到此标准，必须加强宣教和饮食指导，使患者能够充分意识到其必要性并且自觉地做到合理饮食。

5. 反渗水监测和机器消毒

由于大量的水在 HDF 与 HF 的治疗中直接进入血液，即便是极低浓度的污染都将是致命的，因此保证高度洁净的透析用水非常重要。必须定期对反渗水进行水质、内毒素检测和细菌培养，注意在线式血液滤过机的置换液滤过器的有效期，严格按照厂家的规定使用，确保在线置换液的安全和品质。

在线式血液滤过机是指将自来水直接通过炭滤、软化、反渗等环节制作成净化水，然后使之通过高精度滤过器成为无致热原、无菌的超纯水。按照一定的比例将浓缩透析液和超纯水混合成为置换液，最终经过双重超净滤器的滤过后输入体内。经过完善后的净化系统最大的优点就是方便，同时也保证了浓缩透析液的高度洁净。

6. 机器的消毒、清洗与日常维护

严格按照厂家的要求实施，包括消毒液的浓度和品种等，以保证治疗的安全性和每次消毒的有效性。停机日应开机冲洗 20 ~ 30 分钟，且机器管道内的水不应静止超过 24 小时，以防止微生物生长。若停机时间超过 3 日则需重新消毒清洗之后再使用。

7. 其他

注意袋装置换液的颜色、透明度与有效期。严格按照无菌操作执行置换液的更换工作。此外，建议在置换液输入体内之前安装一个微粒滤过器，防止致热原进入体内。

（三）护理流程

血液滤过和血液透析滤过的护理流程，见图 6-7。

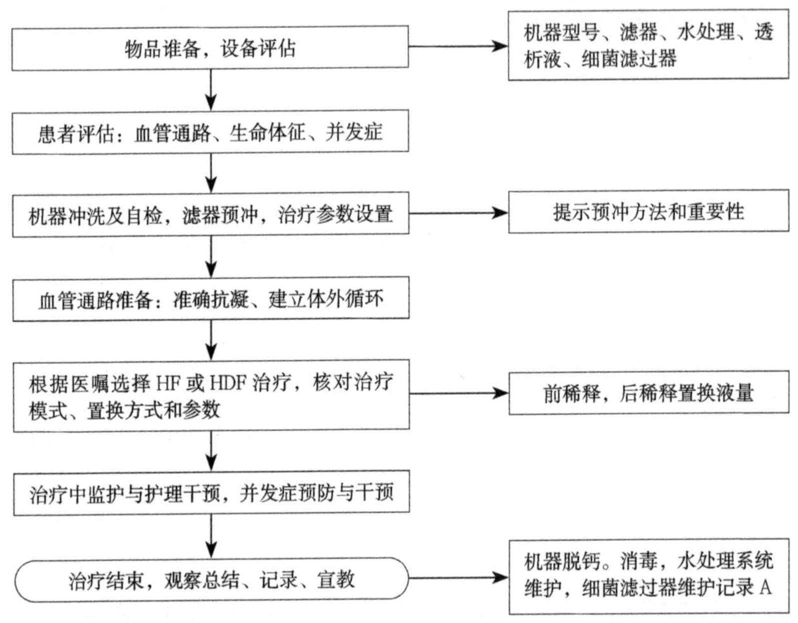

图 6–7　血液滤过和血液透析滤过的护理流程

第二节　血浆置换

血浆置换指的是通过有效的置换、分离方法有选择性地、迅速地去除循环血液中的致病性血浆或血浆的致病成分，同时将等量血浆替代品与细胞成分回输到患者的体内，从而治疗那些用一般的治疗方法没有效果的疾病的血液净化疗法。

血浆置换疗法开展至今，有两种常规的分离技术，即膜式血浆分离和离心式血浆分离，而在临床上又将膜式血浆分离分为选择性血浆置换和非选择性血浆置换。目前，离心式血浆分离已随着不断发展的技术被膜式血浆分离所逐渐代替。

一、临床应用

（一）适应证

目前血浆置换的诊疗范畴已扩展至神经系统疾病、结缔组织病、血液病、肾脏

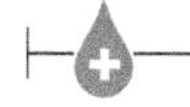

病、代谢性疾病、肝脏疾病、急性中毒及移植等领域的 200 多种疾病，其主要适应证如下。

1. 作为首选方法的疾病或综合征

冷球蛋白血症、抗肾小球基底膜病、吉兰－巴雷综合征、高黏滞综合征、栓塞性血小板减少性紫癜、纯合子家族性高胆固醇血症、重症肌无力、药物过量（如洋地黄中毒）、与蛋白质结合的物质中毒、新生儿溶血、自身免疫性血友病甲。

2. 作为辅助疗法的疾病或综合征

急进性肾小球肾炎、抗中性粒细胞胞浆抗体阳性的系统性血管炎、累及肾脏的多发性骨髓瘤、系统性红斑狼疮（尤其是狼疮性脑病）。

（二）治疗技术及要求

1. 血浆置换的频次

一般置换间隔时间为 1 ~ 2 日，连续 3 ~ 5 次。

2. 血浆置换的容量

为了进行合适的血浆置换，需要对正常人的血浆容量进行估算，可按以下公式计算：

$$PV=(1-HCT)(B+C\times W)$$

该公式中：PV 是血浆容量；HCT 是血细胞比容；W 是干体重；B 是常数，男性为 1530，女性为 864；C 是常数，男性为 41，女性为 47. 2。

3. 置换液的种类

置换液包括晶体液和胶体液。血浆置换时应用的晶体液为林格液（富含各种电解质），补充量为丢失血浆量的 1/3 ~ 1/2，一般为 500 ~ 1000 mL。胶体液包括血浆代用品和血浆制品。血浆代用品包括中分子右旋糖酐、低分子右旋糖酐、羟乙基淀粉（706 代血浆），补充量为丢失血浆量的 1/3 ~ 1/2；血浆制品有 5% 白蛋白和新鲜冰冻血浆。一般含有血浆或血浆白蛋白成分的液体占补充液的 40% ~ 50%。原则上补充置换液时采用先晶后胶的顺序，即先补充电解质溶液或血浆代用品，再补充蛋白质溶液，目的是使补充的蛋白质尽可能少地丢失。

4. 置换液补充方式

血浆置换时必须选择后稀释法。

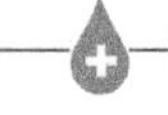

5. 置换液补充原则

等量置换，即丢弃多少血浆，补充多少血浆；保持血浆胶体渗透压正常；维持水、电解质平衡；如应用的胶体液为 4% ~ 5% 的白蛋白溶液时，必须补充凝血因子；为防止补体和免疫球蛋白的丢失，可补充免疫球蛋白；应用血浆时应注意减少病毒感染机会；置换液必须无毒性、无组织蓄积。

6. 抗凝剂

可使用肝素或枸橼酸钠作为抗凝剂。肝素用量为常规血液透析的 1.5 ~ 2.0 倍。对于无出血倾向的患者，一般首剂量为 40 ~ 60 U/kg，维持量为 1000 U/h，但必须根据患者的个体差异来调整。枸橼酸钠一般采用肝素枸橼酸盐配方，即每升溶液中含 22 g 枸橼酸钠和 0.73 g 枸橼酸，其用量为血流速度（mL/min）的 1/25 ~ 1/15。为防止低血钙，可补充葡萄糖酸钙。

二、常见血浆置换术

（一）非选择性血浆置换

1. 原理

用血浆分离器一次性分离血细胞与血浆，将分离出来的血浆成分全部去除，再置换与去除量相等的新鲜血浆或白蛋白溶液（图 6-8）。

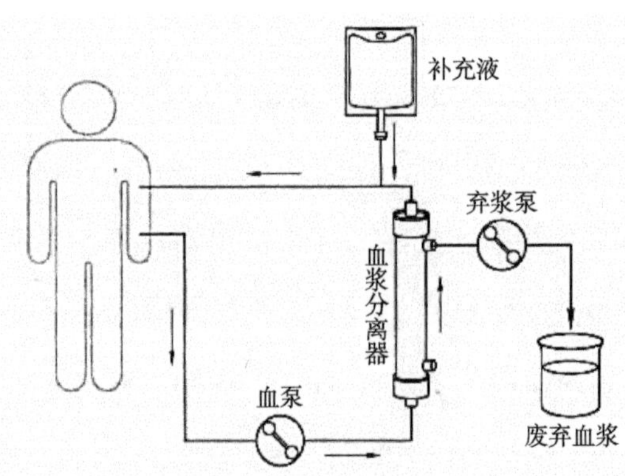

图 6-8 非选择性血浆置换原理

2. 适应证

重症肝炎、严重的肝脏功能不全、血栓性血小板减少性紫癜、多发性骨髓瘤、手术后肝脏功能不全、急性炎症性多神经炎、多发性硬化症等。

3. 护理评估

（1）对患者的体重、生命体征、神志、原发病、治疗依从性进行评估，并做好相应干预措施。准确的体重有助于确定患者血浆置换的总量；对患者依从性的评估，有利于提升患者对治疗的信心和配合程度；评估可能的并发症以确定干预措施。

（2）对设备、器材、药物等进行评估，做好充分准备；对血浆、白蛋白等做好存放和保管。

（3）确认相关的生化检查（凝血指标）、操作过程、治疗参数。

（4）对血管通路及血液流量进行评估，确认静脉回路畅通，以免静脉压增高引起血浆分离器破膜或再循环。

4. 操作准备

（1）物品准备：配套血路管、血浆分离器、生理盐水 2000 mL、血浆分离器、心电监护仪等。

（2）药品及置换液准备。

①置换液：置换液的成分原则上根据患者的基础疾病制定，如严重肝脏功能损害、低蛋白血症的患者应适当提高患者胶体渗透压，提高白蛋白成分含量；血栓性血小板减少性紫癜患者除了常规血浆置换外，可适当补充新鲜血小板；严重肝脏功能损害患者在血浆置换以后可适当补充凝血因子、纤维蛋白原等。

置换液（以患者置换血浆 3000 mL 为例）主要有两种配方：A. 白蛋白 60 g、低分子右旋糖酐 1000 mL、706 代血浆 500 mL、平衡液 1000 mL、5% 或 10% 葡萄糖 500 mL（注：白蛋白根据医嘱稀释于 5% 或 10% 葡萄糖溶液 500 mL）。B. 新鲜血浆 1000 mL、706 代血浆 500 mL、低分子右旋糖酐 500 mL、平衡液 500 mL、5% 或 10% 葡萄糖 500 mL。以上配方可根据患者病情或需要做适当调整。

②抗凝剂：由于血浆置换患者大多为高危患者，故在抗凝剂的选择上首选低分子肝素。

③葡萄糖酸钙：非选择性血浆置换时，在输入大量新鲜血浆的同时，枸橼酸钠也被输入体内，枸橼酸钠可以与体内钙离子结合，造成低血钙，导致患者出现抽搐，故可适当补充葡萄糖酸钙。

④激素：由于血浆置换时输入了大剂量的异体蛋白，患者在接受治疗过程中可能出现过敏反应，故可适当补充激素预防过敏反应的发生。

（3）建立血管通路：采用深静脉留置导管或内瘘，动脉血流量应达到150 mL/min。静脉回路必须畅通，采用双腔留置导管时注意防止再循环。

5. 操作过程及护理

血浆置换是一种特殊的血液净化方法，操作治疗时应有一个独立的空间，并有专职护士对患者进行管理和监护。术前向患者和家属做好心理护理和治疗风险意识培训，取得患者的积极配合。

（1）打开总电源，打开血浆分离机电源，开机并自检。

（2）连接血路管、血浆分离器，建立通路循环。

（3）阅读说明书，按血浆分离器说明书上的预冲方法，进行管路及血浆分离器的预冲。预冲的血流量一般为100 ~ 150 mL/min，预冲液体量为1500 ~ 2000 mL。用500 mL生理盐水加入2500 U（20 mg）肝素，使血浆分离器和血管路肝素化。

（4）设定各项治疗参数：血流量、血浆分离量、置换总量、肝素量、治疗时间等。

（5）建立血管通路，静脉端注入抗凝剂（等待3 ~ 5分钟，充分体内肝素化），建立血循环，引血时血流量应< 100 mL/min。运转5 ~ 10分钟后患者无反应，加大血流量至100 ~ 150 mL/min；启动弃浆泵及输液泵。要求保持进出液量平衡，可将弃浆泵及输液泵流量调节至25 ~ 40 mL/min。

（6）观察血浆分离器及弃浆颜色，判断有无破膜现象发生。一旦出现破膜，立即更换血浆分离器。

（7）治疗过程中严密监测生命体征；随时观察跨膜压、静脉压、动脉压变化，防止破膜；观察过敏反应及低钙反应；观察电解质及容量平衡。

（8）及时记录数据；及时处理各类并发症。

（9）下机前评估：患者生命体征、标本采集、治疗目标值等情况。

（10）书写记录，患者转运、交班；整理物品；处理好医疗废弃物及环境。

6. 操作流程

非选择性血浆分离的操作流程，见图 6-9。

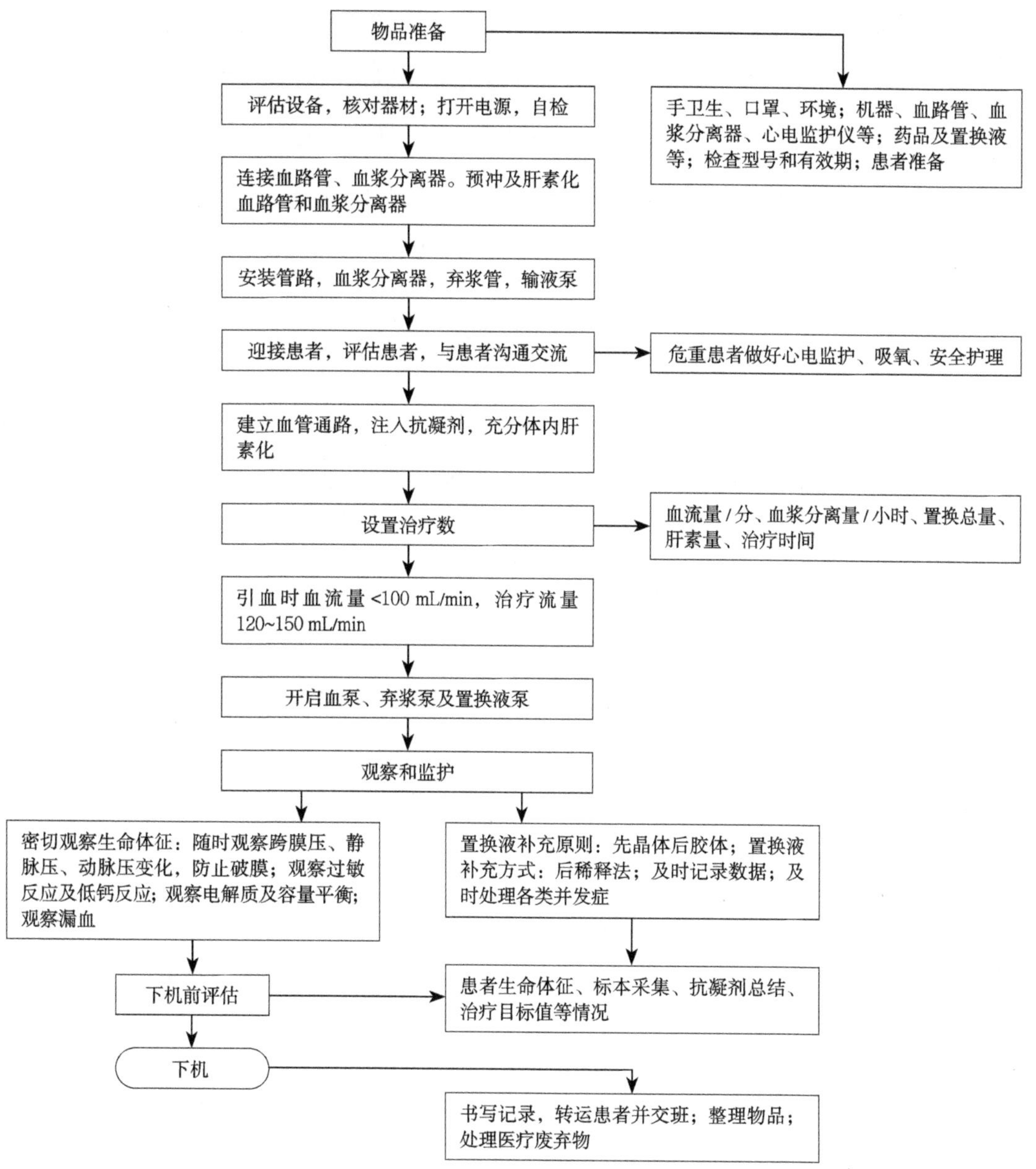

图 6-9　非选择性血浆分离的操作流程

（二）选择性血浆置换

1. 原理

选择性血浆置换也称为双重血浆置换。由血浆分离器分离血细胞和血浆，再将分离出的血浆引入血浆成分分离器（血浆成分分离器原则上按照分子量的大小进行选择，包括胆红素分离器、血脂分离器等），能通过血浆成分分离器的小分子物质与白蛋白随血细胞输入体内，大分子物质被过滤而弃去。根据弃去的血浆量补充相应的白蛋白溶液，白蛋白的相对分子质量为69 000，当致病物质分子量为白蛋白分子量的10倍以上时，可采用选择性血浆置换。选择性血浆置换原理示意图，见图6-10。

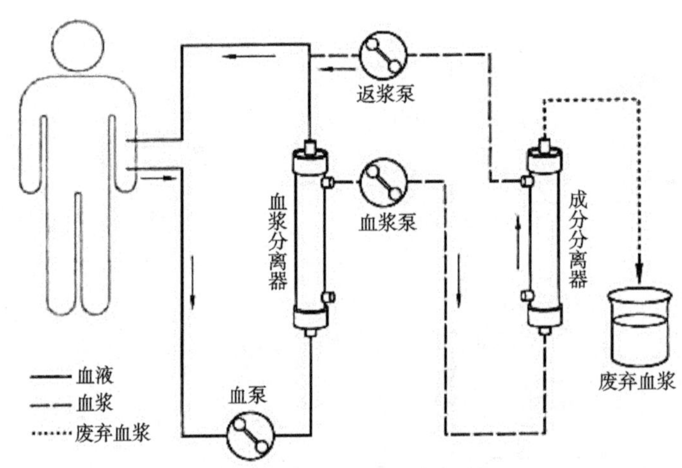

图6-10 选择性血浆置换原理

2. 适应证

多发性骨髓瘤、原发性巨球蛋白血症、家族性难治性高脂血症、难治性类风湿性关节炎、系统性红斑狼疮、血栓性血小板减少性紫癜、重症肌无力、多发性硬化症、多发性神经炎和移植前后的抗体去除等。

3. 护理评估

同非选择性血浆置换。

4. 操作准备

（1）物品准备：配套血路管、血浆分离器、血浆成分分离器、心电监护仪等。

（2）药品和置换液准备：生理盐水4000 mL、白蛋白溶液30 g（备用，根据丢弃量补充所需白蛋白)、激素等。

（3）血管通路：同非选择性血浆置换。

（4）抗凝剂应用：同非选择性血浆置换。

5. 操作过程与护理

（1）打开总电源，打开血浆分离机电源，开机并自检。

（2）连接血路管、血浆分离器及血浆成分分离器，建立通路循环。

（3）按照说明书要求预冲血浆分离器、成分分离器及管路。预冲流量为 100 ~ 150 mL/min，预冲液量为 2500 ~ 3000 mL。最后用 1000 mL 生理盐水加入 2500 U（40 mg）肝素使血浆分离器、血浆成分分离器和血路管肝素化。

（4）设定各项治疗参数：血流量、血浆分离量、成分分离器流量、血浆置换总量、肝素量、治疗时间等。

（5）建立血管通路，注入抗凝剂，建立血循环，引血时建议血流量 < 100 mL/min。运转 5 ~ 10 分钟后患者无不适反应，治疗血流量增至 120 ~ 150 mL/min，启动血浆泵、弃浆泵及返浆泵。

（6）操作中严密监测动脉压、静脉压、跨膜压的变化，以防压力增高，引起破膜。

（7）观察血浆分离器、成分分离器及弃浆颜色，判断有无破膜发生。一旦发生破膜，及时更换。

（8）选择性血浆分离，根据患者体重和病情决定血浆置换总量，根据分子大小决定弃浆量，一次选择性血浆置换会丢弃含有大分子蛋白的血浆 100 ~ 500 mL。

（9）治疗过程中严密监测体温、脉搏、呼吸、血压；随时观察跨膜压、静脉压、动脉压变化，防止破膜；观察电解质及容量平衡。

（10）及时记录数据；及时处理各类并发症。

（11）达到治疗目标值，下机。

（12）完成护理记录；向患者所在病房交班；合理转运危重患者；整理物品；处理医疗废弃物。

6. 操作流程

选择性血浆分离操作流程，见图 6-11。

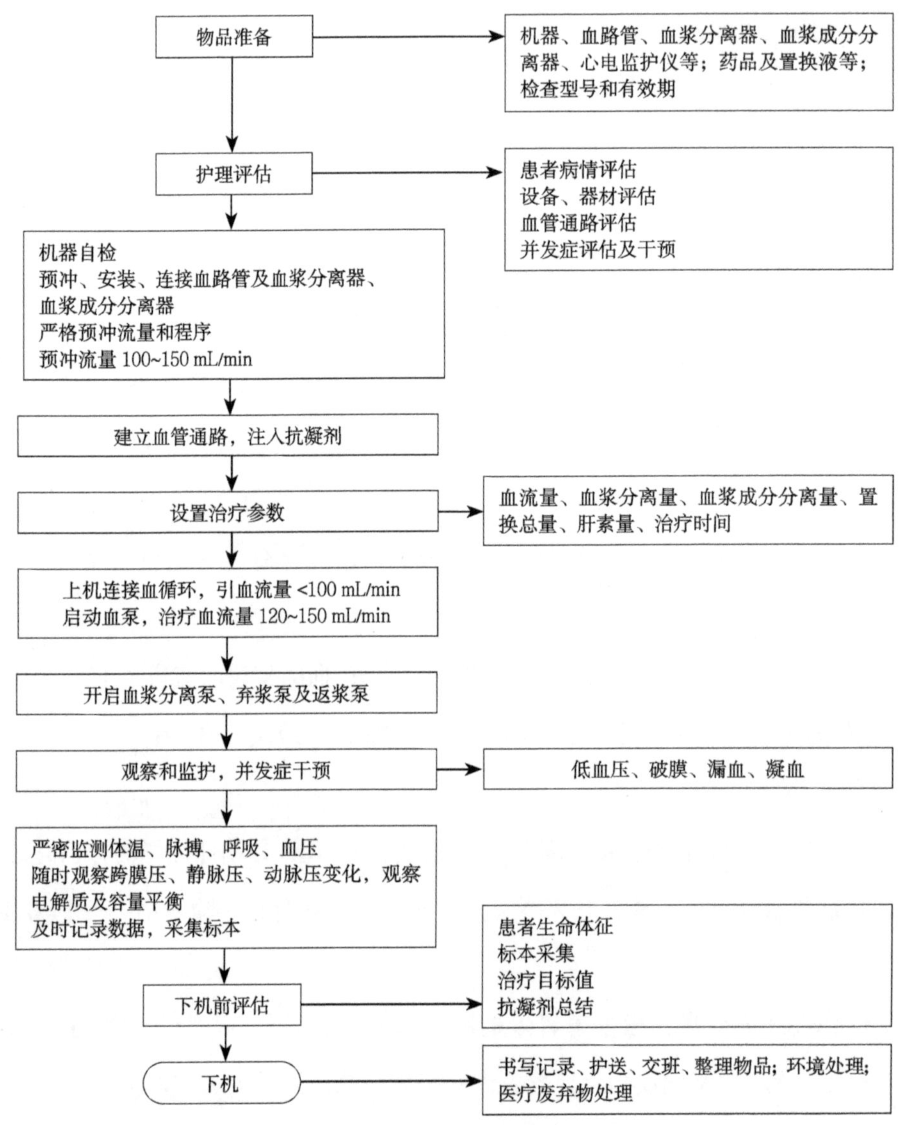

图 6-11　选择性血浆分离操作流程

三、并发症和护理干预

常规血液净化、血管通路和抗凝的相关并发症同血浆置换的并发症。与血浆置换特别相关的并发症如下。

1. 过敏反应

新鲜冰冻血浆含有凝血因子、补体和白蛋白，但由于其成分复杂，常可诱发过敏反应。据文献报道，过敏反应的发生率在 0 ~ 12%。补充血液制品前，静脉给予地塞米松 5 ~ 10 mg 或 10% 葡萄糖酸钙 20 mL 并选择合适的置换液是预防和减少过敏反应发生的关键。

治疗过程中要严密观察，如出现皮肤瘙痒、皮疹、寒战、高热时不可随意搔抓皮肤，应及时给予激素、抗组胺药或钙剂，可摩擦皮肤以缓解瘙痒。治疗前认真执行三查七对，核对血型，血浆输入速度不宜过快。

2. 低血压

引起低血压的主要原因包括：置换液补充过缓，有效血容量减少；应用血制品引起过敏反应；补充晶体溶液时，血浆胶体渗透压下降。血浆置换中要保证血浆的等量置换，即血浆出量应与置换液输入量保持相等。当患者血压下降时可先输入胶体溶液，血压稳定时再输入晶体溶液。要维持水、电解质的平衡，保持血浆胶体渗透压稳定。当患者出现低血压时可延长血浆置换时间，血流量应控制在 50 ~ 80 mL/min，血浆流速相应减低，血浆出量与输入的血浆和液体量保持平衡。

3. 低血钙

新鲜血浆含有枸橼酸钠，过多、过快地输入新鲜血浆容易导致低血钙，患者会出现口唇麻木、腿部麻木和小腿肌肉痉挛等低血钙症状，严重时可发生心律失常。治疗前应常规静脉注射 10% 葡萄糖酸钙 10 mL，并注意控制枸橼酸钠输入速度，出现低钙反应时及时补充钙剂。

4. 出血

严密观察皮肤、黏膜、消化道等有无出血点，进行医疗护理操作时，动作轻柔，熟练掌握静脉穿刺技巧，避免反复穿刺加重出血。一旦发生出血，立即通知医生采取措施，必要时用鱼精蛋白中和肝素，用无菌纱布加压包扎穿刺点，并观察血小板的变化。

5. 感染

当置换液含有致热原、血管通路发生感染、操作不严谨时，患者会出现感染、高热等症状。血浆置换是一种特殊的血液净化疗法，必须严格无菌操作，应将患者置于单间进行治疗，要求治疗室清洁，操作前使用紫外线照射 30 分钟，家属及无关人员不得进入治疗场所。操作人员必须认真洗手，戴口罩、帽子，配置置换液时需认真核对、检查、消毒，同时做到现配现用。

6. 破膜

血浆分离的滤器由于制作工艺的原因而受到血流量及跨膜压的限制，如置换时血流量过大或置换量增加，往往会导致破膜。故应注意控制血流量在 100 ~ 150 mL/min，每小时分离血浆小于 1000 mL，跨膜压控制在 50 mmHg。预冲分离器时注意不要用血管钳敲打，防止破膜。

四、比较非选择性血浆分离与选择性血浆分离

（一）非选择性血浆分离

1. 优点

将包含致病物质的全部血浆成分排除；补充凝血因子（采用新鲜冰冻血浆时）。

2. 缺点

由于使用的是别人的血浆，因此有可能会发生感染；由于混入微小凝聚物，有可能产生相应的不良反应。务必选用新鲜的白蛋白溶液或血浆。

（二）选择性血浆分离

1. 优点

由于对患者的血浆容量改变小且特异性较高，因此用到的置换量较少，大约是常规血浆置换量的 1/4，甚至有时候会完全用不到。这样在节省开支的同时，还降低了发生感染的概率。选择性血浆分离法不仅能选用孔径不同的血浆成分分离器，还可以按照血浆中致病介质的分子量，选用不同膜滤过器来治疗不同疾病，如可以使用孔径为 0.02 ~ 0.04 μm 的滤膜来治疗家族性高胆固醇血症、冷球蛋白血症等。

2. 缺点

由于分离是根据分子量的大小进行的（按照不同的膜孔分离），因此部分有用的蛋白质可能会被去除。

第三节　蛋白 A 免疫吸附

蛋白 A 免疫吸附是一种最近几年发展起来的新型血液净化方式，是由亲和层析技术发展而来的，是生物亲和分离在血液净化领域的应用。蛋白 A 免疫吸附技术可以治疗传统方法难以奏效的疾病，已经在世界各地进行了大量临床试验，其有效性和安全性已经得到了证实。

一、原理

蛋白 A 免疫吸附是利用基因重组蛋白 AFc 区段的生物亲和吸附反应原理，将生物活性物质基因重组蛋白 A 用共价耦合的方式固定在特定的载体上（一般为琼脂凝胶）制成吸附柱，当血浆流经吸附柱时，选择性或特异性地有效吸附和去除血液中的过量抗体（主要是 IgG）和免疫复合物，清除患者血液中的致病因子，从而达到净化血液、缓解病情的目的。

二、工作过程

蛋白 A 免疫吸附技术利用膜式血浆分离器将血液分离后，血液经回路侧进入体内；血浆则从端盖的一头通过吸附柱进行处理。吸附柱中的蛋白 A 与血浆中致病性抗体（特别是 IgG 类抗体）及其免疫复合物结合，当吸附柱上的抗体饱和时，吸附柱的 pH 降至 2.3 ~ 2.5，蛋白 A 与所结合抗体解离，抗体被洗脱清除，当 pH 恢复至 7 时，蛋白 A 又恢复吸附能力，这样可不断循环吸附特异性致病性抗体，最后将经过吸附的血浆输回人体，从而达到治疗疾病的目的。

三、临床应用

蛋白 A 免疫吸附疗法临床应用广泛，且疗效确切，主要用于治疗自身免疫性疾病和血液系统疾病，去除体内某些特定的物质。其适应证如下。

（一）自身免疫性疾病

（1）系统性红斑狼疮：是最常见的结缔组织病，用吸附柱能大量清除抗DNA抗体、抗磷脂抗体等。

（2）类风湿性关节炎或重度风湿性关节炎。

（二）器官移植

（1）移植前：高群体反应抗体和交叉配型试验；移植失败后再次移植。

（2）移植后：急性体液免疫性排斥，强化免疫吸附（immunoadsorption，IA）联合抗排斥药物，可使排斥反应逆转。

（三）血液系统疾病

（1）血栓性血小板减少性紫癜、特发性血小板减少性紫癜。

（2）伴有免疫复合物的过敏性紫癜。

（四）肾脏病

（1）肺出血肾炎综合征。

（2）新月体肾炎。

（五）皮肤病

（1）天疱疮、类天疱疮。

（2）皮肌炎。

（3）结节性多动脉炎。

（六）其他

（1）扩张性心肌病。

（2）透析相关性β2微球蛋白淀粉样变。

（3）伴有抗精子抗体的不孕症。

四、操作及流程

（一）物品准备

（1）配套机器及循环管路、血浆分离器、吸附柱；废液袋、pH计或精密pH试纸

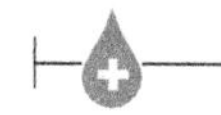

等。检查各种物品的外包装及有效期。

（2）药物准备：抗凝剂、洗脱液、平衡液、保存液、生理盐水、葡萄糖酸钙、地塞米松等。

（3）监护抢救物品：氧气设备、心电监护、血压计、定时器等。

（二）患者准备及评估

（1）向患者解释免疫吸附的方法和意义，指导患者调整心理状态、消除紧张、焦虑情绪，从而使患者对治疗充满信心，积极配合医护人员做好治疗的准备。

（2）术前做好相关检查：血型、凝血全套、免疫全套、抗体、血电解质、肾脏功能、肝脏功能等。

（3）吸附治疗当日测量体温、脉搏、呼吸、血压及体重，必要时可连接心电监护系统和供氧设备。

（4）建立血管通路：免疫吸附前应评估患者的血管通路。由于免疫吸附治疗时血液流量要求在 80 ~ 120 mL/min，故主要选择四肢大静脉穿刺，以便血液抽吸和回输畅通。患者血管条件不佳时，治疗前应建立临时性血管通路，如股静脉、锁骨下静脉或中心静脉留置导管，以保证 2 ~ 4 周的免疫吸附治疗时间。

（5）签署知情同意书。

（三）操作方法

蛋白 A 免疫吸附治疗分单柱免疫吸附和双柱免疫吸附治疗。

1. 单柱免疫吸附治疗

由于蛋白 A 免疫吸附包括血浆分离、血浆吸附两个过程，所以在治疗前必须先做好血浆分离部分的连接与预冲。

（1）连接与预冲。

①连接循环管路和血浆分离器，用 1000 mL 生理盐水从动脉端进行预冲。

②排出蛋白 A 免疫吸附柱内的保存液（具有防腐消毒作用），并连接相应管路。将 2000 mL 生理盐水从吸附柱的入口处注入，进行预冲。

③用 1000 mL 生理盐水加上 2500 U 肝素，分别对血浆分离部分的循环管路及免疫吸附部分的循环管路进行再预冲。

④根据机器提示，将血浆分离、免疫吸附两部分进行有效连接。若将连续肾脏替代疗法所用的机器用于免疫吸附时，必须将所有的连接部分、监护部分进行检查和测试后再使用，以确保患者安全。

（2）患者的连接。

①建立血管通路。

②注入抗凝剂。

③连接血浆置换部分。

④设置血液流量和置换血浆流量，全血以 90 ~ 120 mL/min 的速度流经血浆分离器进行血浆分离；血液有形成分通过血浆分离器输入体内。

⑤分离后的血浆由蛋白 A 免疫吸附柱进行吸附，血浆流量为 25 ~ 35 mL/min；吸附 10 ~ 12 分钟后（血浆流经 250 ~ 420 mL），停止血浆分离，用 50 mL 生理盐水将血浆回输至体内。

⑥夹闭血浆泵，将吸附后的血浆通路转至废液通道，然后打开洗脱泵，用甘氨酸洗脱液洗脱吸附柱上黏附的蛋白质和抗体，用 pH 计或精密 pH 试纸于废液出口处进行测试，当 pH ≤ 2.3 时，洗脱过程完成。

⑦夹闭洗脱泵，打开平衡泵，用平衡液对吸附柱进行平衡，用 pH 计或精密 pH 试纸于废液出口处进行测试，当 pH ≥ 7 时，平衡过程完成，吸附柱再生。

⑧用 50 ~ 100 mL 生理盐水置换出平衡液。

⑨夹闭再生泵，将废液通道转至血浆通路，打开血浆泵，开始下一循环的治疗。

⑩常规治疗量是患者血浆容量的 2 ~ 3 倍。

（3）回血。

常规治疗量完成后，应进行回血。

①留取血液标本。

②连接生理盐水，将蛋白 A 免疫吸附柱内的血浆回输患者。

③卸下免疫吸附柱，做消毒贮存处理。

④按常规将血浆分离器内的血液回输至患者体内。

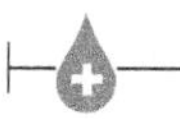

（4）吸附柱的消毒和保存。

每次吸附治疗结束时，将血浆回输给患者，然后对吸附柱进行洗脱、平衡，再应用贮存液（含 0.1% 迭氮钠的磷酸盐缓冲液，pH 为 7.4）冲洗、注满吸附柱，将管路两端进行密闭连接，置于无菌袋内，于 1 ~ 10 ℃环境下冷藏保存（注明患者姓名、床号、使用次数、消毒日期、消毒液名称、操作者姓名）。为防止污染，在整个准备、治疗和处理操作中，应注意保持无菌。

单柱蛋白 A 免疫吸附工作原理，见图 6-12。单柱蛋白 A 免疫吸附操作流程，见图 6-13。

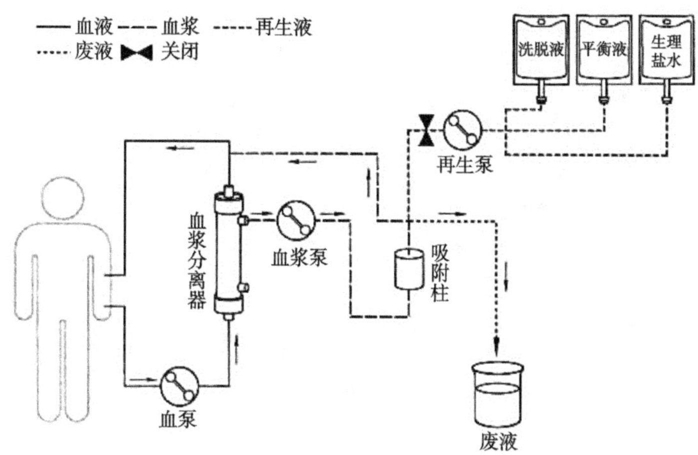

图 6-12　单柱蛋白 A 免疫吸附工作原理

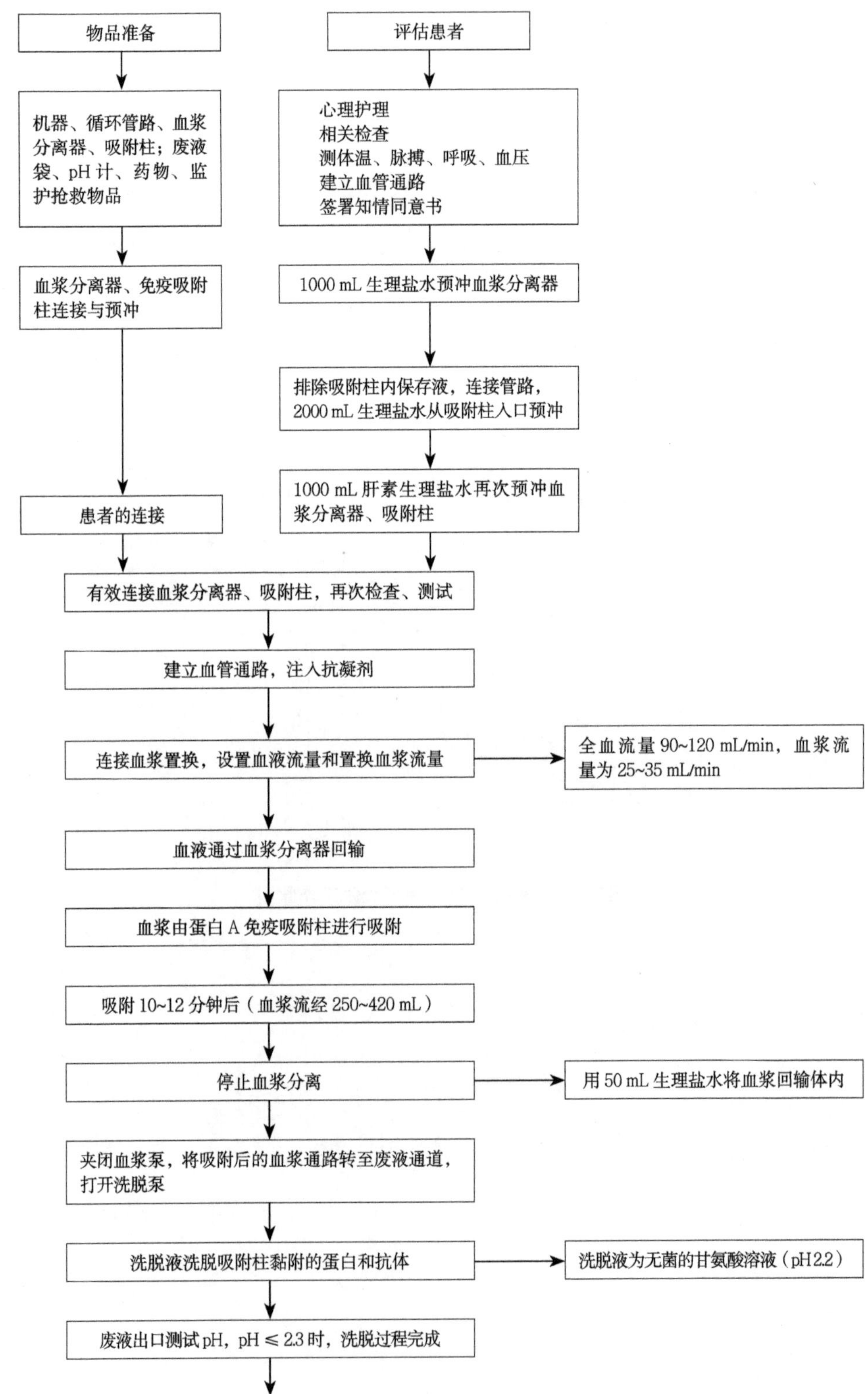
物品准备
评估患者
机器、循环管路、血浆分离器、吸附柱；废液袋、pH计、药物、监护抢救物品
心理护理
相关检查
测体温、脉搏、呼吸、血压
建立血管通路
签署知情同意书
血浆分离器、免疫吸附柱连接与预冲
1000 mL生理盐水预冲血浆分离器
排除吸附柱内保存液，连接管路，2000 mL生理盐水从吸附柱入口预冲
患者的连接
1000 mL肝素生理盐水再次预冲血浆分离器、吸附柱
有效连接血浆分离器、吸附柱，再次检查、测试
建立血管通路，注入抗凝剂
连接血浆置换，设置血液流量和置换血浆流量
全血流量90~120 mL/min，血浆流量为25~35 mL/min
血液通过血浆分离器回输
血浆由蛋白A免疫吸附柱进行吸附
吸附10~12分钟后（血浆流经250~420 mL）
停止血浆分离
用50 mL生理盐水将血浆回输体内
夹闭血浆泵，将吸附后的血浆通路转至废液通道，打开洗脱泵
洗脱液洗脱吸附柱黏附的蛋白和抗体
洗脱液为无菌的甘氨酸溶液（pH2.2）
废液出口测试pH，pH ≤ 2.3时，洗脱过程完成

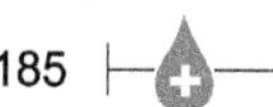

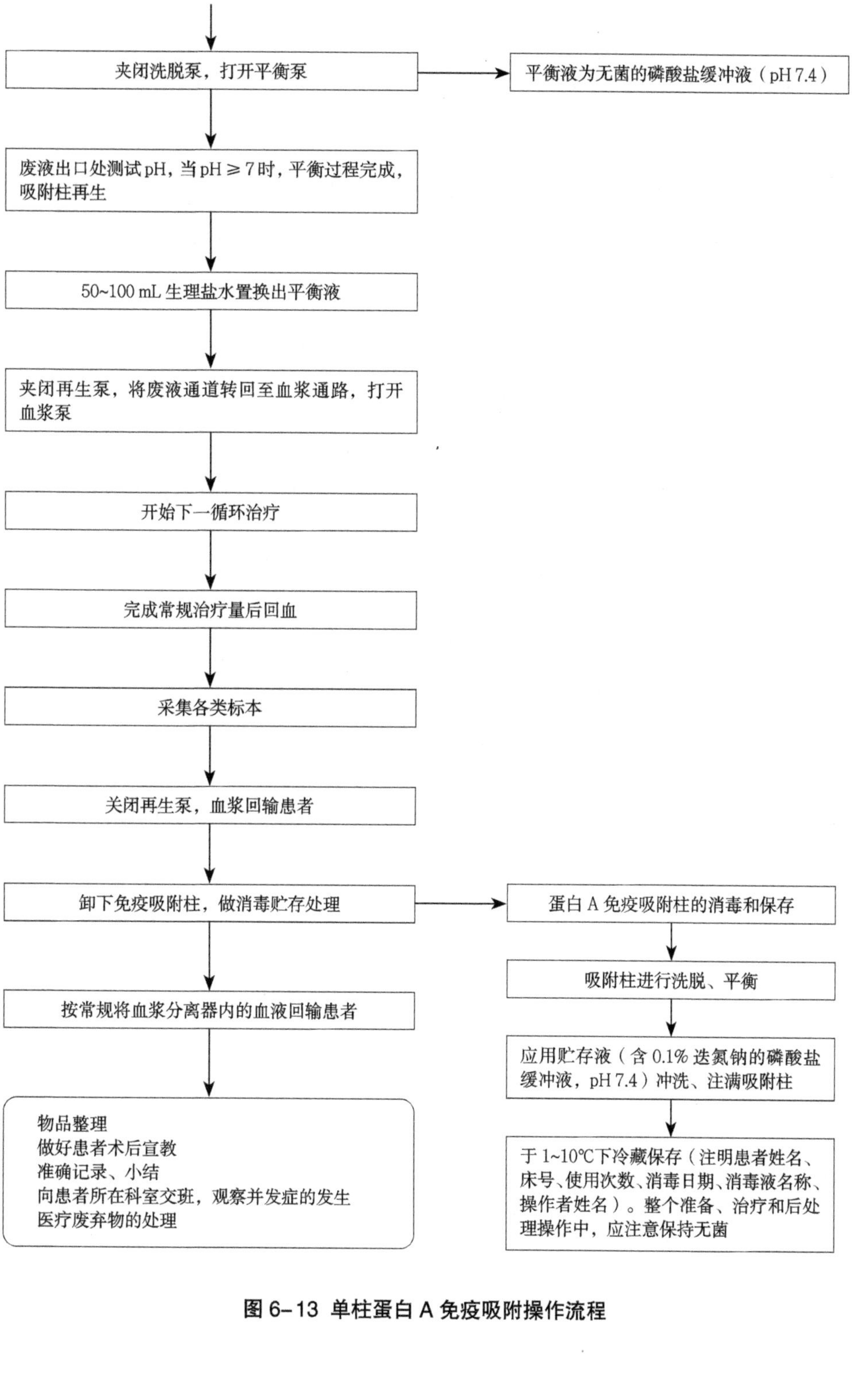

夹闭洗脱泵，打开平衡泵 → 平衡液为无菌的磷酸盐缓冲液（pH 7.4）

↓

废液出口处测试pH，当pH ≥ 7时，平衡过程完成，吸附柱再生

↓

50~100 mL 生理盐水置换出平衡液

↓

夹闭再生泵，将废液通道转回至血浆通路，打开血浆泵

↓

开始下一循环治疗

↓

完成常规治疗量后回血

↓

采集各类标本

↓

关闭再生泵，血浆回输患者

↓

卸下免疫吸附柱，做消毒贮存处理 → 蛋白A免疫吸附柱的消毒和保存 → 吸附柱进行洗脱、平衡 → 应用贮存液（含0.1%迭氮钠的磷酸盐缓冲液，pH 7.4）冲洗、注满吸附柱 → 于1~10℃下冷藏保存（注明患者姓名、床号、使用次数、消毒日期、消毒液名称、操作者姓名）。整个准备、治疗和后处理操作中，应注意保持无菌

↓

按常规将血浆分离器内的血液回输患者

↓

物品整理
做好患者术后宣教
准确记录、小结
向患者所在科室交班，观察并发症的发生
医疗废弃物的处理

图 6-13　单柱蛋白A免疫吸附操作流程

2. 双柱免疫吸附治疗

顾名思义，双柱蛋白A免疫吸附治疗是在血浆置换后有两个蛋白A免疫吸附柱。当第一个蛋白A免疫吸附柱在进行血浆吸附时（包括吸附、回输、洗脱、平衡、再生），第二个吸附柱也冲洗完毕，两个柱的工作状态可以自动转换。当第一个吸附柱吸附抗体饱和后（约10分钟），第二个柱开始吸附抗体而第一个柱进行再生。方法：由酸液泵和缓冲液泵自动混合两种液体（酸和缓冲剂，预先配制好），形成一种有pH梯度（2.2～7.0）的液体进入该柱，蛋白A吸附柱上的抗体遇酸后脱落，随即被缓冲液冲走，进入吸附废液袋内被弃去；当吸附柱内pH恢复到7时，第二个柱又饱和，两个柱的工作状态又发生转换（每10分钟转换一次）。被吸附过的血浆（不含抗体血浆或再生血浆）进入血浆袋内，并通过泵回输至患者体内。整个治疗过程均由电脑控制，最终达到事先设定的血浆循环总量和要排出的IgG总量。

五、护理干预

在操作和观察中应严格执行各项操作规程，严密监护，防止各种并发症的发生。

（1）密切观察血压，脉搏，每30分钟测量一次。注意患者神态、呼吸、面色等改变，做好治疗和护理记录。询问患者有无口唇麻木、头晕、心悸等症状。

（2）吸附过程中，注意各种参数的准确选择，如血泵流速、血浆分离量等，防止血浆分离器破膜、凝血等。

（3）吸附过程中，严密观察洗脱、平衡过程并检测pH，防止血浆丢失和洗脱液流入体内。人工监护时，操作护士必须坚守岗位，使用定时装置，严格确认pH后再进行洗脱和平衡。

（4）准确合理使用抗凝剂，观察抗凝剂的使用效果和使用后的并发症。

（5）准确留取血液标本和流出液标本。

（6）吸附治疗中输入过多的枸橼酸抗凝溶液，易引起低血钙反应。术前常规给予葡萄糖酸钙，以免发生严重的枸橼酸反应。

第四节　分子吸附再循环

20 世纪 50 年代，人们开始了对人工肝的研究，与其他的人工器官不同，人工肝并没有很长的独立存在的历史。Sorrentino 在 1956 年证明了新鲜的肝组织匀浆可以代谢氨、巴比妥与酮体，由此人工肝脏的概念首次被提出。1993 年，两位德国的罗斯托克大学内科系博士 Mitzner 与 Stange 研制出了分子吸附再循环系统。直到 2000 年人们才将其应用到临床中，我国于 2001 年开始展开这项新技术。分子吸附再循环系统（molecular absorbent recirculating system，MARS）作为一种人工肝脏的新支持系统，和以往的生物人工肝支持系统、血浆置换、血液透析不同，它能够有效地、有选择性地将体内代谢的毒素清除，对于慢、急性肝衰竭及其并发症具有显著的疗效。

一、原理

MARS 技术通过模拟肝脏解毒的过程，并使用现有透析技术、白蛋白透析（模拟肝脏解毒过程）技术、MARS 膜（模拟肝细胞膜）技术，进而有效地将体内代谢的毒素选择性地清除。

二、工作过程

首先患者的血液经过 MARS 透析膜和膜外 20% 的白蛋白循环液交换。MARS 膜可以模拟白蛋白结合位点，竞争性地将血浆中的白蛋白与毒素相结合，由于循环液中白蛋白的浓度比血浆要高出很多（50 ~ 80 倍），因此循环液中白蛋白又与被 MARS 所吸附的毒素竞争性地结合，从而将毒素清除。随后通过透析器，含毒素的白蛋白循环液会再次透析，将小分子水溶性毒素清除。白蛋白循环液再分别通过阴离子交换吸附柱（diaMARS 1E250）与活性炭吸附柱（diaMARS AC250），从而将大分子毒素及和白蛋白相结合的毒素清除。这些再生白蛋白循环液与血液再次进行透析交换，经过这样的循环治疗，最终达到清除患者体内毒素的目标。

MARS 肝脏的支持治疗过程，见图 6-14。

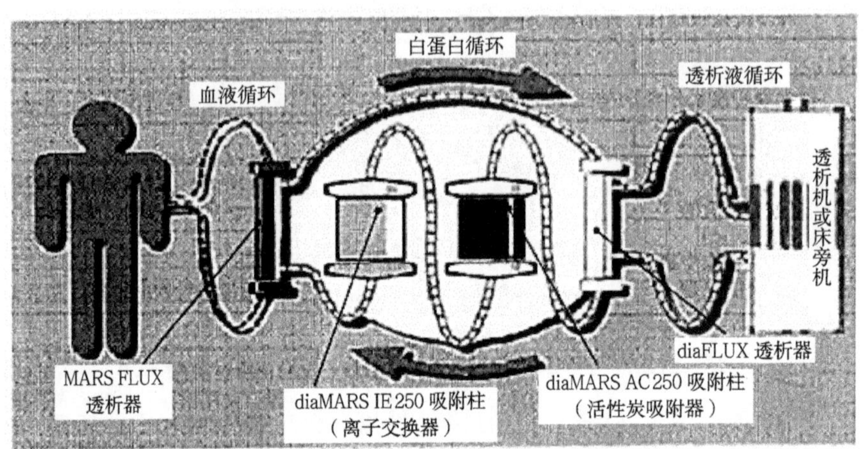

图 6-14 MARS 肝脏支持治疗过程

三、临床应用

（一）治疗的目的

（1）有效地将水溶性毒素及与蛋白结合的毒素清除。

（2）纠正酸碱、电解质、水平衡的紊乱。

（二）适应证

（1）慢性肝病失代偿：①并发肾衰竭。②并发肝性脑病。③并发进行性黄疸。

（2）急性肝衰竭。

（3）肝移植手术后出现的移植肝功能障碍。

（4）肝脏在术后出现肝衰竭。

（5）多脏器功能衰竭或继发性肝衰竭。

（6）对药物导致的肝衰竭，有特别突出的效果。

（7）由胆汁淤积造成的顽固性瘙痒。

（三）禁忌证

通过 MARS 紧急抢救生命时，不存在绝对的禁忌证；在选择性治疗中，下列被认为是相对的禁忌证：①血流动力不稳定。②急性溶血（常规的治疗没有效果）。③严重的脓毒性休克与脓毒血症（抗生素治疗没有效果）。④弥散性血管内凝血前兆。

四、治疗机制

1. 改善患者临床症状

MARS 治疗可以改善肾功能及血流动力的循环状态、加强肝脏的合成与解毒功能、改善患者的精神状况、增加血钠水平、减轻肝性脑病的严重程度，增加患者的平均动脉压。

2. 改善患者血流动力循环状态

MARS 治疗可使肝硬化患者的血流动力循环状态得以改善，在降低门脉压的同时改善了肾脏的血流量，进而纠正了肝肾综合征。人血白蛋白的结合能力通过白蛋白循环而明显增加，有助于改善腹腔积液、肝肾综合征及清除体内总胆汁酸。

3. 改善肝细胞的功能与生存环境

经过 MARS 治疗后，患者的肝细胞合成功能得到了有效改善，胆碱酯酶与Ⅶ因子水平、凝血酶原活性、血浆抗凝血酶出现了明显升高，患者的毒血症状明显减轻。

4. 清除有害物质

MARS 能够将胆汁酸、胆盐及胆红素清除来改善患者的肾脏、肝脏功能；此外，还可以将肌酐、尿素、氨等水溶性物质清除，将血液中的肾素、醛固酮及其他血管的活性物质清除。

5. 常规的血液透析与 MARS 清除能力的比较

经过连续 6 小时的 MARS 治疗之后，患者血液中短、中链脂肪酸、胆汁酸、胆红素的水平明显比血液透析要低，而芳香族氨基酸和支链氨基酸的比例升高。

五、操作方法

（一）物品准备

1. 主机

MARS 的分子吸附循环装置配合特殊材料，通过血液体外循环，构成了全自动的新型人工肝系统，即MARS分子吸附循环系统。该系统能够通过特制的MARS膜将水溶性毒素与特异性肝毒素（白蛋白结合毒素）清除，同时保留人体内必需的蛋白质等物质。

2. 材料

MARS FLUX、diaFLUX、IE250及AC250。

3. 透析液

通过MARS进行治疗时，由于透析的时间较长，使用钾浓度在2 mmol/L的常规透析液很容易出现低血钾，因此可将浓度调整至3 ~ 4 mmol/L。白蛋白循环液容量为600 mL，浓度为20%。

4. 其他

将各种需要的抢救物品及药品、吸氧装置及凝血时间监测仪、心电监护仪准备好。

（二）血管通路

使用深静脉（颈内静脉或股静脉）留置导管时，血流量通常为200 mL/min。MARS治疗时的血流量和白蛋白流量一致，通常为150 mL/min。

（三）连接与参数设置

1. 根据显示屏的提示预冲、灌注、安装并冲洗MARS管路

预冲顺序为血液透析机管路、diaFLUX透析器、MARS管路及MARS FLUX透析器，将管路内的气体排尽后与阴离子交换吸附柱、diaFLUX透析器及活性炭吸附柱正确连接起来。使用3800 mL的生理盐水（其中包括肝素生理盐水1000 mL）来预冲透析循环系统、白蛋白循环系统与MARS的血液循环系统，将空气排尽，并让每个系统进行充分循环，预冲时间在60分钟左右。充分的预冲能够有效提高交换面积，避免发生首次使用综合征，减少残血、凝血及并发症的发生。

2. 核对与连机

（1）遵照医嘱对各项治疗参数进行设置，确保各项都在正常范围内。

（2）帮助患者找到一个安全、舒适的卧位进行吸氧，通过心电监护仪示数读取患者的基础生命体征数值。

（3）建立起一个血管通路，将血液透析的管路动脉端连接到导管的动脉端，随后开

泵将血液引至静脉壶内。停血泵，将血液透析的管路静脉端连接到导管的静脉端，随后打开血泵，由此建立起循环。

（4）按下“MARS 治疗”键，进入治疗程序。

（5）对手术中的各项指标进行监测并记录，观察患者的病情，随时消除报警。避免停血泵，监测患者手术中活化凝血时间（activated clotting time，ACT）等指标及电解质平衡情况。

（6）MARS 治疗的血流量是 150 mL/min，白蛋白循环液（20% ~ 25%）的流量是 150 mL/min，透析液的流量是 500 mL/min；当使用连续肾脏替代治疗装置时，应将透析液的流量改为 100 ~ 150 mL/min；治疗的时间是 6 ~ 8 小时 / 次，极少数的病例会达到 24 小时 / 次。

（四）抗凝剂的应用

抗凝技术在 MARS 治疗中发挥着十分重要作用，要想顺利地进行治疗，个体化的抗凝技术是关键。根据有无出血现象及对 ACT 等综合指标的监测，选用小剂量肝素、小剂量低分子肝素或无肝素抗凝治疗。当 ACT > 150 秒时，使用抗凝剂时应多加注意，避免出血。

六、护理干预

1. 护理评估

采用 MARS 治疗的均为病情危重的患者，因此必须在术前进行准确评估。

（1）对患者的生命体征、尿量、神志进行评估；了解患者是否存在肝性脑病表现或有无出血史；确认患者的肝功能、肾功能、血小板计数、总胆红素、血型、凝血酶原时间等各项化验指标。

（2）对患者的血管通路及其安全性和通畅性进行评估。

（3）对治疗风险、患者的合作程度及心理状态进行评估。

（4）将患者安置到按照Ⅱ类环境的标准进行紫外线消毒后的单人房间或区域中。对使用前的设备进行检测。

2. 患者准备

需要患者及其家属了解并签署风险告知书与知情同意书。对患者进行术前教育，让患者能够正确地理解治疗的目的与意义，并做出配合。

3. 心理护理

与患者加强交流与沟通，消除其绝望、悲观、恐惧的消极情绪。医护人员在治疗过程中应在细观察、勤巡视，同时做好基础的护理工作，帮助患者建立起战胜疾病的信心。而对于神志不清、昏迷的患者，需随时与其家属沟通，做好相应的安全防范工作。

4. 消毒隔离

通常接受 MARS 治疗的患者病情都十分严重，由于其机体抵抗力差，且常伴有不同程度的传染性，因此消毒隔离措施必须到位，在严格地执行无菌操作、保护患者的同时，避免肝炎病毒的交叉感染。

5. 治疗过程中的护理干预

（1）观察患者神志的变化：对患者瞳孔的大小、意识状态、压眶反射、角膜反射、瞳孔对光反射等进行仔细观察并记录。若并发肝性脑病，可将患者置于仰卧位，将其头偏向一侧，以确保呼吸道的通畅。

（2）观察患者的呼吸是否存在异常：若患者经常出现继发感染、出血、肝性脑病，则需要对患者的呼吸节律、频率、气味和氧饱和度等进行密切观察。若患者氧饱和度降低，应持续对其进行低流量吸氧，改善患者机体缺氧的情况。

（3）观察患者体温的变化：患者常常会因肝细胞坏死而发生持续低热。若患者体温持续上升，提示有出现继发感染的可能。

（4）观察氧饱和度、脉搏、血压、脉搏的变化：治疗时应对患者进行氧饱和度监测和心电监护，MARS 治疗结束后生命体征平稳的患者血压会逐渐转为正常，氧饱和度也将逐步升高。但一部分重症患者治疗的过程中会出现脉搏细速、心率加快、血压明显下降，这提示患者存在休克或大出血的可能，若发现大出血的倾向，则需要马上停止治疗。若患者的脉搏缓慢、呼吸深慢、血压升高，则为颅内高压的征兆。

（5）抗凝剂的使用与监护：患者肝衰竭导致凝血因子合成障碍、凝血时间延长，应用抗凝剂容易造成出血，故术前一般不用肝素或仅使用小剂量的低分子肝素，常规先

 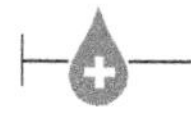

测 ACT，若 ACT > 150 秒，可不使用抗凝剂。但大多数此类患者的血红蛋白含量正常，因此应密切观察患者在治疗过程中的跨膜压、静脉压、动脉压与透析器颜色，每 1 ~ 2 小时检测一次 ACT，并根据 ACT 值对抗凝剂用量进行调整。另外，由于 MARS 的单次治疗时间比较长、肝脏的凝血功能随着治疗而逐渐改善、ACT 变短，所以有可能发生凝血，用生理盐水定时冲洗管路能够帮助了解管路的凝血情况，且能适当地稀释血液。若 ACT 值在手术中下降到 150 秒以下并且管路上出现少量血凝块，可适当地追加生理盐水 500 mL+ 肝素 5 ~ 10 mg 或低分子肝素，并缓缓地在泵前滴入，以免出现血液凝集而阻塞管路；若 ACT 延长，则应马上停用抗凝剂。

（6）术中与术后监测电解质的浓度：在 MARS 治疗的过程中，透析液的钾离子浓度是 2 mmol/L。采用 MARS 治疗的患者血钾浓度通常是正常的，而经过 2 ~ 3 小时的透析治疗后，血钾会开始下降，因此在治疗过程中要根据患者的血钾浓度进行合理地调整。若患者发生低血钾，可调整透析液中的钾离子浓度到 4 mmol/L，并且鼓励患者多喝含钾丰富的饮料，如新鲜的橙汁等。

（7）记录出入水量：观察并记录 MARS 治疗中与治疗后的出入水量，包括大便量、呕吐量、引流量、尿量和胃肠减压量等。

（8）MARS 治疗结束后，应与患者所在病房做好交接班工作，同时向患者说明其病情变化、各项生命体征、治疗过程中及治疗结束时的用药情况，告知患者需要观察的各项指标与项目。

七、术后宣教

（1）MARS 治疗主要是改善肝脏的合成功能与解毒功能，虽然无法让肝细胞再生，但为肝细胞的再生争取了时间。因为使用了抗凝剂，所以治疗过程中与治疗结束后都容易出血，且仍存在术后出现肝性脑病的危险，因此需要对凝血指标进行严密监测，积极进行保肝治疗，避免出血。

（2）指导患者的饮食。患者在经过 MARS 治疗后，腹胀、乏力、呕吐、恶心等症状将得到显著的缓解，食欲有所增加。饮食上应以丰富的维生素、碳水化合物和适量的蛋白质为基础，不要吃辛辣、油炸、粗糙、坚硬的食物，防止对胃肠道造成损伤或者诱发消化道出血。

（3）让患者保持稳定、乐观的情绪。

（4）帮助患者及其家属判别出血先兆，消除出血的诱因，减少或避免日常生活中的出血，如刷牙时使用软毛牙刷、不要用力打喷嚏、保持大便通畅、少食多餐、放慢进食速度、避免穿过紧的衣物等。

（5）指导患者及其家属对留置导管进行护理，保证导管四周清洁，避免导管脱落。查看伤口是否存在渗液、渗血。对于股静脉留置导管者，应防止髋关节弯曲和导管扭曲。

第五节　连续性肾脏替代疗法

连续性肾脏替代疗法（continuous renal replacement therapy，CRRT）是一种每天24小时或者将近24小时进行连续性血液净化的疗法，它主要利用对流和（或）弥散的原理，将患者血液中的毒素排至体外，保持水、电解质和酸碱平衡，以达到代替受损肾功能的作用。可以简单地把CRRT理解为床旁的连续性血液净化治疗。它比肾脏替代治疗的应用范围更加广泛。CRRT技术是治疗危重患者的一条崭新的途径，不仅能使危重患者的预后得到改善，更提高了患者的生存率和肾脏功能的恢复率。

一、应用指征

1. 肾脏疾病

（1）急性肾损伤伴随严重的电解质紊乱、心力衰竭、肺水肿、脑水肿等。

（2）慢性肾衰竭合并急性肺水肿、尿毒症性脑病、心力衰竭等。

2. 非肾脏疾病

急性坏死性胰腺炎、多脏器功能障碍综合征、急性呼吸窘迫综合征、毒物或药物中毒、乳酸性酸中毒、全身炎症反应综合征等。

二、技术特点与潜在优势

（1）血流动力学特性较好，血浆渗透浓度的变化小。

（2）更好地控制电解质与酸碱平衡、氮质血症。

（3）高效清除液体。

（4）清除花生四烯酸、大分子物质、细胞因子、内毒素等。

（5）促进营养治疗与静脉药物治疗。

（6）对颅内压的影响小。

（7）操作简易，在床边即可进行。

三、常用技术与原理

1. 连续性动脉－静脉血液滤过（continuous arterio–venous hemofiltration，CAVH）

CAVH 将人体动静脉间的压力差作为其体外循环的驱动力，从而将体内的水、电解质及各种物质清除。它依据治疗原发病时的需要来添加置换液，经超滤之后血中溶质浓度降低，随后通过调控机体使其容量平衡。CAVH 比血液透析更贴近对肾小球滤过功能的模拟。

2. 连续性静脉－静脉血液滤过（continuous veno–venous hemofiltration，CVVH）

在溶质清除的原理上，CVVH 与 CAVH 是相同的，不同点则在于血管通路的建立，CVVH 是通过中心静脉（锁骨下静脉、颈内静脉或股静脉）将单针双腔导管留置，并借助血泵对血液循环进行驱动，根据临床需要使用后稀释法或前稀释法将置换液输入（图 6-15）。因为 CVVH 加用血泵之后的操作步骤更加标准化，且深静脉留置导管更加安全，所以目前 CVVH 已渐渐取代了 CAVH。

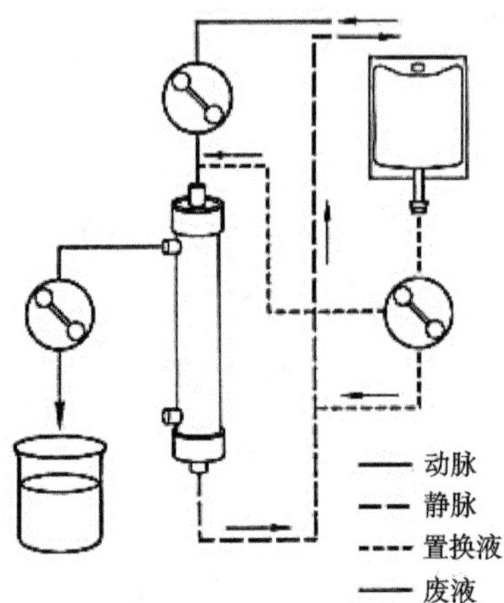

图 6-15　CVVH 模式

3. 连续性动脉－静脉血液透析（continuous arterio-venous hemodialysis，CAVHD）及连续性静脉－静脉血液透析（continuous veno-venous hemodialysis，CVVHD）

CAVHD 与 CVVHD 的溶质转运主要是依赖弥散与少量对流。当透析液的流量是 150 mL/min 时，透析液中的所有小分子溶质都会呈现饱和状态，进而使血浆中的溶质通过弥散机制被清除。CVVHD（图 6-16）与 CAVHD 的原理是相同的，不同点在于 CVVHD 建立血管通路时采用的是静脉，并且使用血泵来驱动血液。

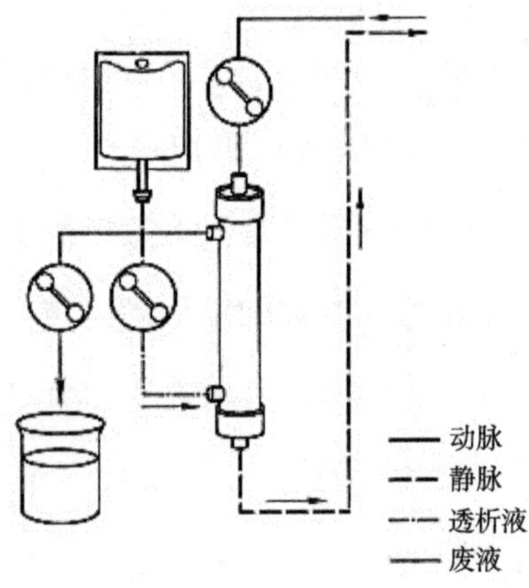

图 6-16　CVVHD 模式

4. 连续性动脉－静脉血液透析滤过（continuous arterio–venous hemodiafiltration，CAVHDF）及连续性静脉－静脉血液透析滤过（continuous veno–venous hemodiafiltration，CVVHDF）

CAVHDF 与 CVVHDF 是为了弥补 CVVH 和 CAVH 无法完全清除氮质的缺点，在 CVVH 和 CAVH 的基础上结合透析技术发展的。CAVHDF 与 CVVHDF 溶质的转运机制为弥散加对流，在使小分子物质清除率增加的同时，有效地清除了大、中分子物质。CVVHDF 的模式图，见图 6–17。

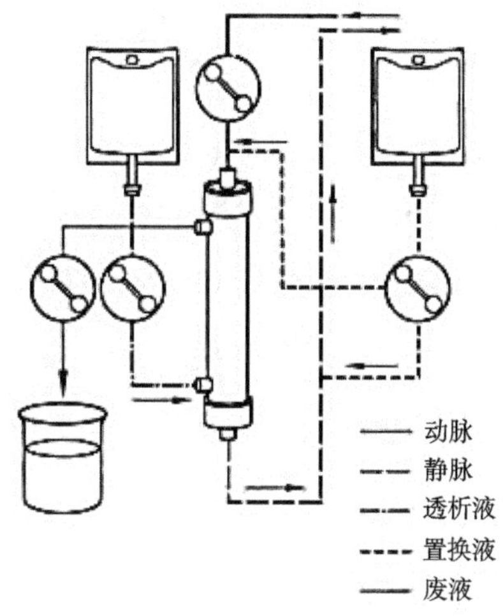

图 6–17 CVVHDF 模式

5. 缓慢连续性超滤（slow continuous ultrafiltration，SCUF）

SCUF 通过对流的方式将水分与溶质清除。由于它既不使用透析液，也不添加置换液，因此清除溶质的效果不大理想，无法将肌酐维持在能够被接受的范围，有时候需要加上透析进行治疗。SCUF 的模式图，见图 6–18。

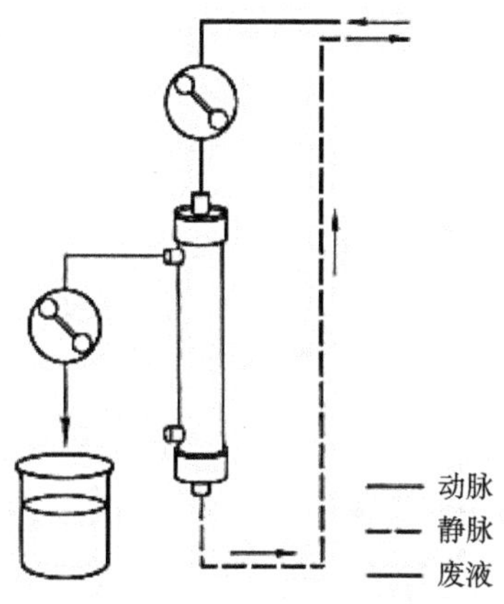

图 6–18 SCUF 模式

6. 连续性高流量透析（continuous high flux dialysis，CHFD）

CHFD 不需要置换液，而是使用高通量血滤器，逆向输入透析液。它有透析液容量控制系统与连续性血液透析系统。它分别通过两个泵来控制超滤过程，一个用于输送已经加温的透析液，一个用于控制超滤与调节透析液的流出量。

7. 高容量血液滤过（high volume hemofiltration，HVHF）

HVHF 是指通过持续的 CVVH，并使用高通量滤器，使每天输入的置换液达到 50 L，面积达到 1.6 ~ 2.2 m^2 。

8. 连续性血浆滤过吸附（continuous plasma filtration adsorption，CPFA）

通过血浆分离器将血浆进行连续地分离，然后将分离出来的血浆置入包裹树脂或炭的吸附装置中吸附大分子毒素，最后经过净化的血浆通过静脉通路回到体内，不需要补充置换液。其治疗特点是能够特异性地吸附清除某种物质，选择性地将细胞因子、炎性介质、内毒素与活化的补体清除，在临床上主要用于消除促炎症介质与内毒素。

四、操作前的准备

1. 环境准备

治疗的环境需要相对独立，可以用含氯消毒液擦洗桌面和地面，与治疗不相关的人员禁止进入治疗场所。

2. 操作者的准备

应按照要求着装，规范洗手，佩戴好帽子与口罩。

3. 物品准备

（1）药品准备：各种抢救药物、抗凝剂、配置置换液时需要用到的药物。

（2）CRRT 物品：CRRT 机器、治疗包、血滤器、配套血路管等。对 CRRT 滤器的选择应考虑到不同治疗方法的不同要求，如 CVVHDF、CVVH 时一般选择血滤器，而 CVVHD 时通常选择高效透析器。除此之外，滤器的选择还应考虑到滤器的表面积大小、膜的生物相容性及滤器膜对溶质的清除率等因素。优秀的血滤器除了具有出色的溶质清除率与生物相容性之外，还能够将细胞因子及与脓毒血症相关的其他介质吸附，使患者可以长时间承受住治疗的同时降低凝血现象出现的概率。

（3）抢救器械：心电监护、氧气装置、除颤仪、吸引器、人工呼吸机、抢救车等。

4. 血管通路的建立

CRRT 中临时性血管通路是较为常用的，常见于在锁骨下静脉、颈内静脉或股静脉留置导管。

5. 置换液的准备和配置

在临床上主要将常用的置换液分成两类：一类是碳酸氢盐置换液（自行配制），另一类是乳酸盐置换液（商品）。

配置置换液的注意事项：

（1）提倡置换液的配制应在静脉输液配制中心进行，若没有此设施，则应于治疗室中进行。在进行操作之前应先用紫外线照射室内 30 分钟，并用含氯的消毒液将操作台面擦拭干净。

（2）严格按照无菌操作执行，配制前先洗手，佩戴口罩与帽子。

（3）严格按照三查七对执行，配制前由双人进行药物核对，配制时准确使用各种药物剂量，配制结束后在置换液袋的外面做相应的标识，并由双人进行核对后签名。

（4）使用碳酸氢钠置换液时应随冲随配。

（5）对置换液的电解质浓度进行检测。

6. 治疗前患者的护理评估

（1）明确患者的原发病和目前的病情，对其生命体征、并发症及各项生化指标进行分析与记录，包括尿素、血压、心率、呼吸、电解质、酸碱度、有无出血倾向或现象等。

（2）明确治疗的方案，选用合适的抗凝剂与血液净化器。

（3）对患者的监护设备应用情况进行分析。

（4）对患者的耐受性、血管通路、并发症、治疗过程的安全性和危险因素进行评估，同时进行相应地护理干预。

五、操作方法与护理

1. 开机

电源连接好之后开机，然后对机器的安全性能进行检测。

2. 安装与预冲

连接并安装好管路、血滤器或透析器，随后进行预冲。推荐使用密闭式循环，严格准确的预冲和密闭循环可有效防止首次使用综合征，减少凝血和残血的发生。

3. 设置治疗参数

治疗模式与治疗参数需按照医嘱进行选择与设定。

4. 连接患者

（1）于锁骨下或颈内静脉留置导管时，患者应佩戴好口罩；对于股静脉留置导管者，需注意保护其隐私部位。

（2）将留置导管外部的包裹敷料去除后进行初步消毒。

（3）佩戴无菌手套，在导管的出口处铺上无菌治疗巾。

（4）首先将动脉端的肝素帽分离（动脉夹子必须处于关闭状态），然后使用消毒棉签或棉球对导管口的外侧、内侧、横截面进行消毒，最后将可能形成的血凝块及导管中的封管液用含生理盐水的无菌注射器抽出来。

（5）按照医嘱将抗凝剂从静脉端注入（大部分的危重患者在 CRRT 治疗的过程不用抗凝剂）。

（6）将血泵的速度调整为 50 ~ 100 mL/min 之后，将动脉端的空针取下，与动脉血路相连接，夹子打开后启动血泵，放预冲液，引血。

（7）向静脉壶内引血后停泵，将透析管路的静脉端夹闭，并与血管通路的静脉端相连接（注意排尽空气），夹子打开，妥善固定好管路后启动血泵。

（8）查看循环管路的连接是否紧密，是否出现漏血、漏水、脱落等。

（9）遵照医嘱选择后稀释法或前稀释法，将每小时的置换液量设定好。

（10）双人对患者透析的处方进行核对并签名。

（11）对患者的生命体征进行严密监测，并缓缓调节血流量，待机器进入治疗的状态后，填写血液净化治疗单。

（12）整理并清洁用物，规范洗手。

5. 治疗过程的监测与护理

（1）严密观察患者的血压、体温、呼吸、心律、心率、血氧饱和度、每小时尿量、中心静脉压、神志和意识等，若患者神志发生改变，需对其进行安全性约束；认真观察患者有无血液净化技术并发症出现。

（2）随时根据患者的病情进行监测、记录动脉压、静脉压、跨膜压、超滤量、超滤速度等治疗参数，观察疗效并及时发现、处理各种异常情况。

（3）出血是 CRRT 治疗过程中最常见的并发症之一，因此抗凝剂的使用应严格遵照医嘱；可使用前稀释法进行无抗凝剂的治疗。严密观察静脉压、动脉压、跨膜压的改变，以及滤器颜色，可在必要情况下用生理盐水冲洗滤器与管路，避免发生滤器与管路凝血。

（4）患者的安全管理与监测设备运转：在治疗中仔细观察 CRRT 设备的报警与运转情况，以便及时将故障排除；经常查看管路是否存在堵塞、脱落、受压、扭曲等情况，检查滤器及各连接口的衔接是否正常，确保管路通畅。

（5）管理患者液体的平衡：监测患者每小时的尿量、各种引流量、创面渗液与渗血的情况、胃肠减压量、抗生素用量及静脉高营养量，计算置换液的进出量，确保进出平衡，并正确设定、及时调节超滤量。

（6）管理血管通路：要想确保 CRRT 有效运转，保持血管通路的通畅是最基本的要求。保证血管管路在治疗期间的通畅和妥善固定，无漏血、无脱落、无贴壁、无打折等现象；应保证置管口局部敷料的干燥、清洁，降低感染的概率；观察局部是否出现红肿、渗液、渗血。

（7）补充置换液的方法。①前稀释法：前稀释法是指在滤器之前输入置换液（从动脉端输入）。此方法的残余血量少、滤过率稳定、血流阻力小、蛋白覆盖层不易形成，且置换液量较大（6 ~ 9 L/h），因此能够降低血液的黏稠度，进而使滤器内的凝血减少。②后稀释法：后稀释法是指在滤器之后输入置换液（从静脉端输入）。此方法的清除率高，但凝血的发生率也高，因此不能让超滤速度超过血流速度的 30%。

（8）设置置换液温度：应按实际情况设置置换液温度，通常在 36.5 ~ 37.5 ℃。一般 CRRT 设备都具有加温装置，但有时候装置的加热速度和置换液的补充速度无法匹配，从而无法保证置换液的温度与患者体温是始终接近的。因此，患者在治疗过程中会常常感到寒冷，此时应多加注意对患者肢体的保暖。

六、常见并发症与护理

1. 低血压

由于大多数接受 CRRT 治疗的患者都存在多脏器功能障碍，生命体征不稳定，病情危重，而低血压是治疗前或治疗中较常见的症状，因此需密切观察患者的生命体征，通过桡动脉测量即时血压。

（1）上机时，应缓慢地从低血压患者的动脉端引血，血流速度为 50 ~ 80 mL/min，不放预冲液（把无抗凝剂患者的预冲液换为无肝素盐水）。

（2）上机成功且血压稳定之后将血流量逐渐增加到 150 ~ 300 mL/min，加大超滤量。为了让血压维持在安全的范围之内，需要在手术中调整升压药的升压速度与脱水量。

（3）若患者在治疗过程中出现低血压，应停止超滤，取头低位，补充置换液和生理盐水或按照医嘱使用白蛋白等。若血压出现好转，则在逐步恢复超滤的同时观察血压变化。

2. 凝血

由于接受 CRRT 治疗的危重患者普遍有出血或潜在出血的危险，因此治疗过程中大多使用小剂量小分子肝素抗凝或无抗凝剂治疗。凝血是 CRRT 治疗失败的一个主要原因。

（1）充分预冲循环管路与滤器，减少发生凝血。

（2）使用“肝素吸附法”预冲管路和滤器后，再开始 CRRT 治疗，这样能够有效抗凝。

（3）无抗凝剂治疗时应保证血管通路通畅与血流量充足，可以在患者的血流动力学稳定且心功能允许的情况下增加血流量。

（4）泵前不要输入血制品、脂肪乳剂、高营养液等。

（5）严格监测滤器前压、跨膜压、静脉压和波动范围，可以通过观察静脉壶滤网有无血凝块、滤出液是否通畅、滤器纤维的颜色是否呈条索状或变深等，来判断是否发生凝血，从而及时处理。

3. 感染

由于大多数接受 CRRT 治疗的患者机体抵抗力较差、病情较严重，再加上所做的侵入性治疗与检查较多，因此患者很容易感染。而导致危重患者死亡的一个主要原因就是感染，所以在 CRRT 治疗时的每个环节都应严格按照无菌技术进行操作，这是避免感染或交叉感染发生的一项重要措施。

（1）管理环境：限制无关人员在治疗过程中入室，入室时应佩戴口罩和帽子、穿好鞋套；每天用消毒液擦洗桌面和地面，用紫外线消毒室内 2 次。

（2）做好留置导管的护理：严格按照无菌技术操作，保持穿刺点敷料的干燥和清洁，若局部出现红肿、渗液、渗血，须立即换药。

（3）更换与配置置换液时必须执行无菌操作，置换液应现冲现配。

（4）及时合理应用抗生素：由于 CRRT 治疗会使抗生素浓度下降，因此，为了使抗生素达到有效浓度，应根据抗生素的分子量及药代动力学选择其应用的时间与剂量。

（5）做好患者的基础护理，如引流管护理、呼吸道护理、压疮护理、口腔护理等。

4. 出血

接受 CRRT 治疗的危重患者，其原发病通常与凝血功能障碍、肝脏功能衰竭、创伤、手术等有关，且常常伴随出血或潜在出血的现象，而在 CRRT 治疗的过程中，使用抗凝剂会加重出血或明显增加出血危险，因此需对此类患者加强护理。

（1）观察患者牙龈和创口有无出血、皮肤黏膜颜色、有无出血点和淤斑。

（2）观察并记录患者的痰液、引流液、大小便颜色。

（3）注意观察患者的神志与血压的变化，以及有无颅内出血的危险。

（4）严格使用抗凝剂，若患者存在出血倾向，应及时按照医嘱使用无肝素技术或者调整抗凝剂用量。

5. 心律失常

治疗过程中患者会因电解质紊乱、心脏病变、血容量改变或者酸碱平衡紊乱而导致低血压、低氧血症、心律失常等。轻者仅出现血压降低、胸闷、心慌的临床表现，而重者有可能猝死。因此，若治疗过程中遇到心律失常者应控制血流量，积极治疗原发病，给予氧气吸入，加强心理护理以减轻患者紧张的情绪。

七、下机的操作方法与护理

1. 物品准备

大多数接受 CRRT 治疗的患者都是使用临时性血管通路，准备物品包括无菌纱布、

1支含20 mL生理盐水的注射器、1双无菌手套、配制和导管容量相对应的肝素溶液2支（2 mL注射器）、治疗盘、生理盐水500 mL、肝素帽2个、放医疗废弃物的垃圾桶。

2. 患者准备

锁骨下静脉、颈内静脉留置导管的患者接受治疗时，建议头偏向一侧或者佩戴口罩；注意保护股静脉留置导管患者的隐私部位。

3. 工作人员准备

规范洗手，佩戴帽子与口罩。

4. 下机前评估

（1）确认治疗参数已经达到医嘱要求。

（2）测量体温、心律、呼吸、脉搏、血压、心率等。

（3）确认已采集并送检患者所有的生化标本。

5. 下机操作

（1）将血流量调整至50～100 mL/min，关闭血泵，将置换液或生理盐水连接于动脉端，夹闭并断开动脉导管与动脉管路。

（2）启动血泵，翻转滤器（或透析器），让静脉端向上，观察全身情况。

（3）观察循环管路与滤器（或透析器）内的残血状况，通过双手轻搓滤器（或透析器）来促进排出残血。

（4）当静脉管路中的液体呈淡粉色或者近乎无色时将血泵关闭（必须在监测血压后），夹闭并断开静脉导管与静脉管路。

（5）按照消毒隔离管理规范对医疗废弃物进行处理，并清洁、消毒机器。

（6）准确地总结出入水量和治疗过程。做好患者的安全转运工作。

（7）关机，关闭电源。

6. 下机护理

（1）必须监测患者在下机过程中的神志变化及各项生命体征。

（2）观察并记录循环管路和滤器（或透析器）的残血、凝血状况。

（3）观察患者在治疗中或治疗后有无出血现象。

（4）精确计算治疗中的出入水量。

（5）完成床边交班工作。

八、相关操作流程

（1）上机的操作流程，见图 6-19。

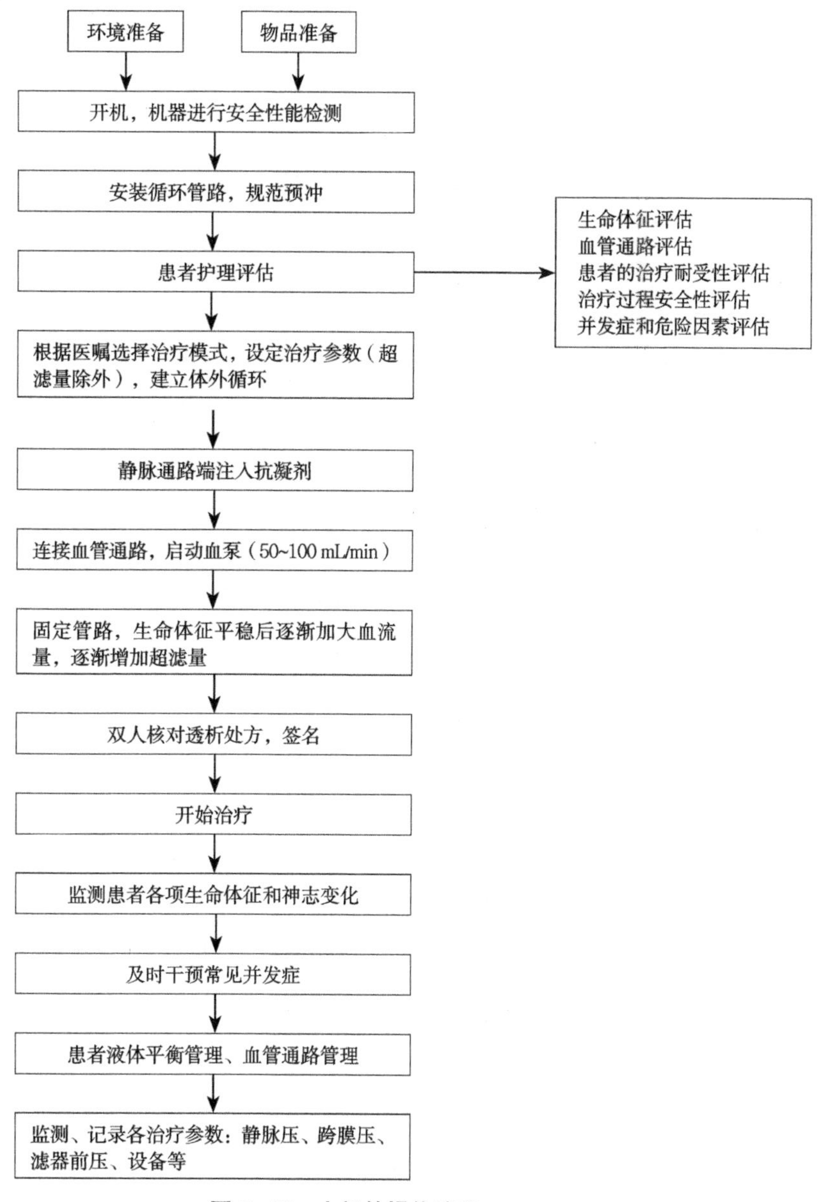

图 6-19　上机的操作流程

（2）下机的操作流程，见图 6-20。

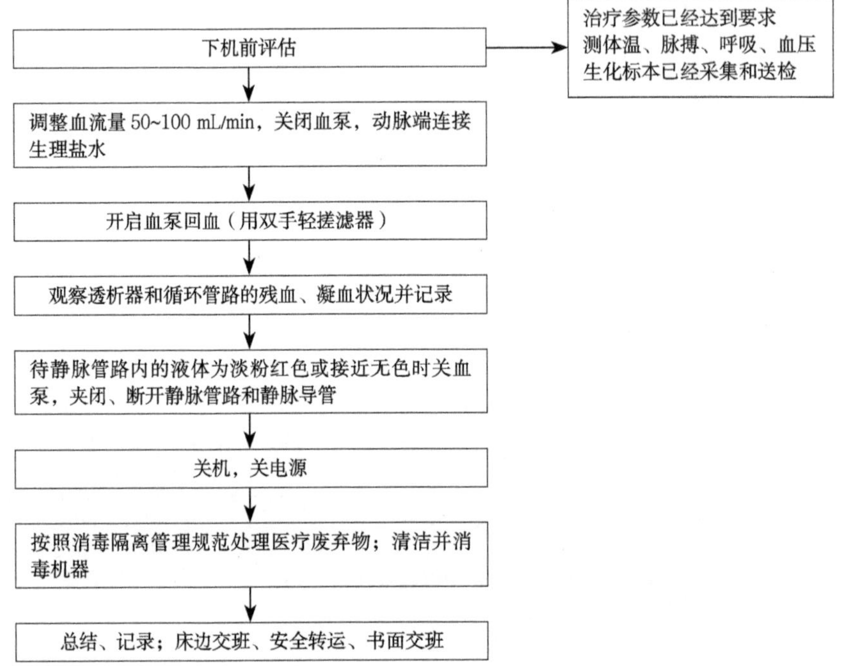

图 6-20　下机的操作流程

（3）凝血预防与护理流程，见图 6-21。

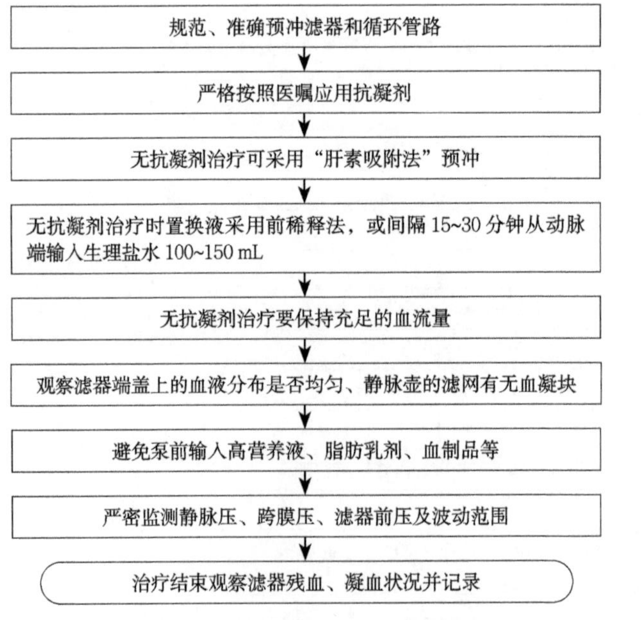

图 6-21　凝血预防与护理流程

（4）出血预防与护理流程，见图 6-22。

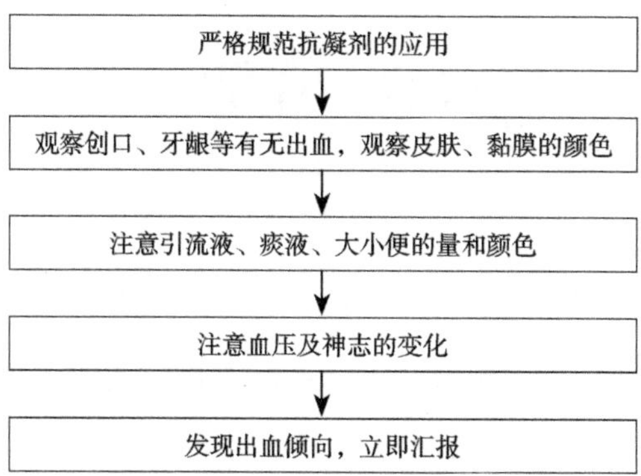

图 6-22　出血预防与护理流程

（5）感染预防与流程，见图 6-23。

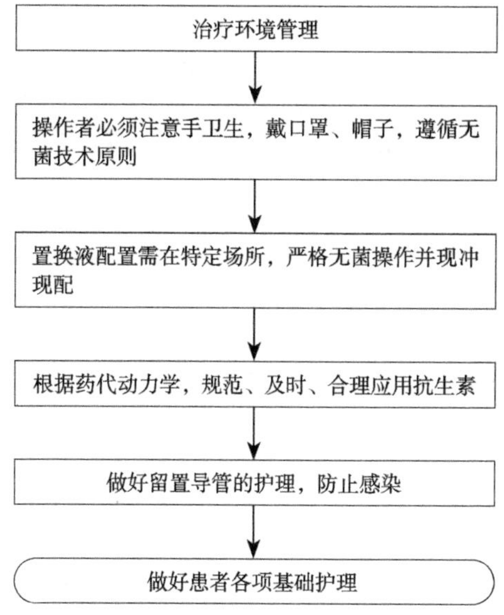

图 6-23　感染预防与流程

第六节　血液灌流

血液灌流（hemoperfusion，HP）技术是一种经过灌流器将患者血液引至体外，利用吸附方法将人体外源性与内源性的毒性物质清除，从而净化血液的治疗方法。如今可按照吸附剂材料把常用的灌流器分为活性炭灌流器与树脂（合成高分子材料）灌流器。吸附剂为活性炭的灌流器的特点包括吸附选择性低、吸附容量高及吸附速度快，但血液与活性炭接触后会破坏血液的有形成分，并且脱落的炭微颗粒有可能导致微血管栓塞。在科学技术不断进步的今天，活性炭灌流器也在不断被改良，主要通过使用半透膜材料包裹活性炭，来避免炭微颗粒的脱落。而吸附剂为树脂的灌流器，具有较大的吸附有机物的能力，且性能稳定、选择性高，如今在临床上被广泛应用。灌流技术也可联合其他血液净化方法一起应用。

一、适应证

1. 急性毒物或药物中毒

当毒物或药物中毒时，毒物可以通过血液透析被清除，但只适用于水溶性毒物或药物，并且对分子量较大的毒物是无效的。因此对于大部分的毒物或药物，血液灌流的效果要比血液透析更好。

（1）巴比妥类催眠镇静药：甲基巴比妥、司可巴比妥、异戊巴比妥、苯巴比妥。

（2）非巴比妥类催眠镇静药：奥沙西泮、异丙嗪、地西泮、水合氯醛、氯氮䓬、硝西泮、格鲁米特、甲丙氨酯。

（3）抗精神失常药：丙咪嗪、三氟拉嗪、奋乃静、氯普噻吨、氯丙嗪。

（4）解热镇痛药：秋水仙碱、非那西丁、阿司匹林。

（5）心血管药：普鲁卡因胺、奎尼丁、洋地黄毒苷、地高辛。

（6）杀虫剂、除草剂：氟乙酰胺、有机氯类、氯丹、百草枯、有机磷类。

 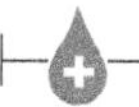

（7）食物中毒：如毒蕈中毒、青鱼胆中毒。

（8）其他：茶碱、三氯乙烯、苯妥英钠、奎宁。

2. 尿毒症

血液灌流能够将许多有关尿毒症的物质清除，并且对中分子物质的清除率要高于血液透析，但由于无法清除电解质与水分，因此不可以单独治疗尿毒症。

3. 肝衰竭

对吸附肝衰竭患者血液中的中分子代谢药物、硫醇有机酸酚类和芳香族氨基酸有显著的效果，在治疗重症肝炎伴有高胆红素血症、肝性脑病方面效果较好。

4. 感染严重

脓毒症、系统性炎症综合征。

5. 其他疾病

甲状腺危象、肿瘤化疗、银屑病或者其他自身免疫性疾病等。

二、操作方法

（一）操作前的准备

1. 准备灌流器

选用适合的灌流器（型号不同功能不同），使用前检查包装与有效期，并仔细阅读说明书。

2. 血管通路的建立

患者紧急进行灌流治疗时，通常选择临时性血管通路，首选深静脉置管（颈内静脉或股静脉）。

3. 机器的准备

根据原治疗使用的中心设备进行选择，可选用血液灌流机、血液透析机或者 CRRT 机器。

4. 准备治疗物品

穿刺针、肝素、生理盐水、配套循环管路、5% 葡萄糖注射液、抗凝剂等。

5. 准备抢救药物与物品

除颤仪、抢救车、心电监护等。

（二）操作程序

因不同的产品对预冲的要求也不同，需认真阅读产品说明书。

1. 预冲方法

（1）方法一：灌流器的静脉端朝上且垂直地固定于支架上，分别将血路管与灌流器的静脉端和动脉端相连接，然后从灌流器的静脉端、动脉端中依次排出肝素生理盐水（生理盐水 500 mL 包含肝素 2500 U），流速应为 200 ~ 300 mL/min，肝素生理盐水的预冲总量是 2000 ~ 5000 mL（按照说明书的要求）。在预冲过程中轻轻转动并拍打灌流器，使气泡与微小炭粒排出，以确保灌流器内无气泡且充分肝素化、湿化。

（2）方法二：灌流器的静脉端朝上且垂直地固定于支架上，分别将血路管与灌流器的静脉端和动脉端相连接，随后先使用 500 mL 的 5% 葡萄糖充满灌流器与血路管（使其糖化），再使用肝素生理盐水（生理盐水 500 mL 包含肝素 2500 U）进行预冲，流速应为 200 ~ 300 mL/min，肝素生理盐水的预冲总量是 2000 ~ 5000 mL（按照说明书的要求）。在预冲过程中轻轻转动并拍打灌流器，使气泡与微小炭粒排出，以确保灌流器内无气泡且充分肝素化、湿化。糖化的目的是让灌流器吸附糖达到饱和，避免灌流器在治疗过程中因吸附患者血液中的葡萄糖而引发低血糖。

（3）方法三：灌流器的静脉端朝上且垂直地固定于支架上，分别将血路管与灌流器的静脉端和动脉端相连接，然后从灌流器的静脉端、动脉端中依次使用肝素生理盐水进行预充（生理盐水 500 mL 包含肝素 2500 U），流速应为 200 ~ 300 mL/min，肝素生理盐水的预冲总量是 2000 mL；再使用 500 mL 的生理盐水 +12 500U 的肝素的溶液冲洗，冲洗总量是 300 mL。若联合应用血液透析和血液灌流，首先应接上已预冲过的透析器，在透析器前放置灌流器，再闭路循环 20 分钟（按照说明书的要求）。在预冲过程中轻轻转动并拍打灌流器，使气泡与微小炭粒排出，以确保灌流器内无气泡且充分肝素化、湿化。

（4）方法四：将灌流器上端的帽盖打开，使用去除针头的无菌针筒抽取 100 ~ 200 mg 的肝素（12 500 ~ 25 000 U），随后加入灌流器中。需缓慢地加入肝素，并在回抽

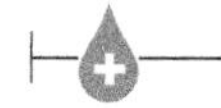

出相应量空气之后将帽盖盖上，上下颠倒 10 次，以充分融合树脂与肝素液，最后在治疗盘中放置 30 分钟以上。若联合应用血液透析与血液灌流，则首先应预冲好透析器与血路管，然后在透析器前放置灌流器。以 200 mL/min 的血泵流速、3000 mL 生理盐水进行冲洗之后，与患者连接。

2. 抗凝

由于活性炭与树脂具有吸附作用，接受灌流治疗患者的病情也不同，因此抗凝剂应根据患者的凝血状况与血红蛋白含量等合理使用。护理操作过程中，应按照医嘱准确给予抗凝剂，同时还要注意必须在引血治疗前的 3 ~ 5 分钟静脉注射首剂抗凝剂，以使其在体内充分肝素化。

3. 治疗前的护理评估

（1）监测患者生命体征，判断其神志状况。

（2）加强对神志不清、昏迷、烦躁等患者的安全护理，为避免坠床，需在必要情况下进行约束。

（3）做好各种抢救的准备工作。

（4）对患者是否存在出血情况进行评估；对于糖尿病患者还需对其进食情况进行评估，以避免发生低血糖。

4. 体外循环的建立

动脉端进行引血，血流量在 50 ~ 100 mL/min，将灌流器的动脉端朝下，静脉端朝上。若患者心率与血压平稳，血流量可逐渐增加到 150 ~ 200 mL/min。

5. 治疗的时间

每次灌流的时间是由灌流器的饱和度及材料的吸附能力决定的。通常吸附剂吸附溶质 2 ~ 3 小时就可达到饱和。所以灌流器在临床上需每隔 2 小时更换一次，治疗一次一般不会超过 6 小时。而部分脂溶性毒物或药物，在经过一次治疗之后，很可能会导致脂肪组织中的相关物质释放入血，因此可按照物质的特性，间隔一定时间后再次进行灌流治疗。

6. 结束治疗

结束灌流之后，按照灌流器的成分，选择生理盐水或空气进行回血（根据生产厂家要求及笔者的临床经验，建议树脂罐灌流器选择生理盐水进行回血，炭罐灌流器选择空气进行回血），血泵速度为 100 mL/min，严密监测并防止空气进入血液。若联合应用血液透析与血液灌流，应在 2 小时之后卸除灌流器，并继续透析治疗。

单纯血液灌流的工作示意图，见图 6-24。血液透析和血液灌流联合应用的工作示意图，见图 6-25。

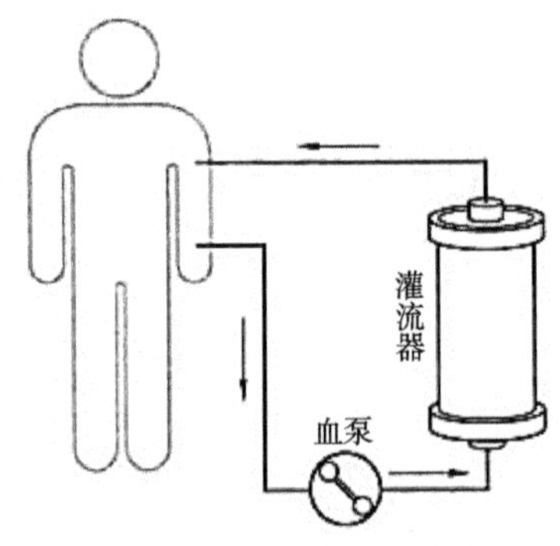

图 6-24　血液灌流工作

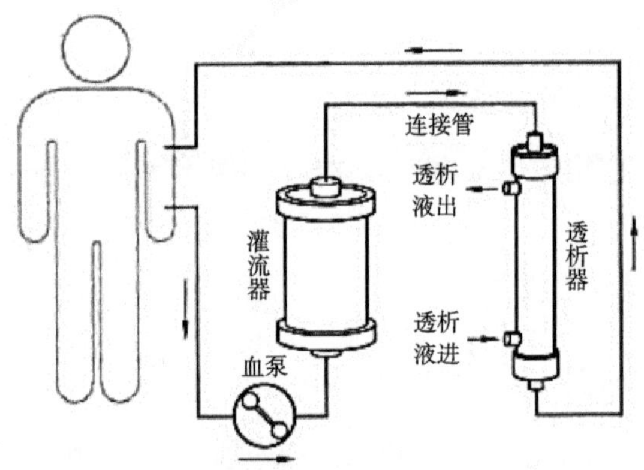

图 6-25　血液透析和血流灌流联合应用工作

三、护理干预

1. 观察患者的生命体征变化

若患者处在昏迷状态，会在治疗结束 1 小时之后逐渐出现烦躁，需维持其呼吸道的通畅，并避免坠床。若患者是血液透析与血液灌流联合应用，应在引血开始时加大体外循环血量，避免发生低血压。

2. 确保畅通的体外循环

牢牢地固定灌流器与血路管，避免导管滑脱，紧密连接各个管路的接头。

3. 注意不良反应

灌流开始 1 小时之后患者可能出现呼吸困难、胸闷、高热、寒战等症状；应根据医嘱给予吸氧、地塞米松，切勿盲目将灌流器卸下，密切观察病情，以免耽误抢救。

4. 观察体外循环情况

严密观察血流量、静脉压、血液颜色及静脉壶内有无血凝块。

5. 血液灌流和血液透析联合应用

当维持性血液透析患者毒物中毒或合并急性药物中毒时，应联合应用血液灌流和血液透析，在透析器前放置灌流器，防止血液经透析器后脱水浓缩，从而增大血液阻力，导致灌流器出现凝血。

6. 观察患者有无出血现象

监测活化部分凝血活酶时间、ACT，按照检验结果调整肝素用量。若患者有出血倾向或并发出血，应用鱼精蛋白按 1 ∶ 1 或 1 ∶ 2 中和肝素。

第七节 单纯超滤和序贯透析

一、单纯超滤

将患者体内多余水分排除是透析疗法主要的功能之一。有两种排除水分的方法：第一种是通过机器跨膜压将全部要清除的水分在透析的同时进行超滤；第二种是分开进行透析和超滤，仅在治疗过程中清除水分，此方法被称为单纯超滤。

（一）原理

单纯超滤的原理是利用对流转运的方式，使用压力控制或者容量控制，通过血滤器或透析器的半透膜将水分从全血中等渗地去除。单纯超滤与血液透析有很大的不同。血液在引入血液透析器之后，水分被透析膜外的跨膜压清除，但是单纯超滤不使血液的渗透压与电解质的浓度发生变化，有助于组织水向血浆水转移，因此其见效快，有很好的脱水效果，使患者更易耐受。在单纯超滤时无弥散作用，只有极少的溶质随着水一起被清除。

（二）临床应用

（1）肾功能不全者的水钠潴留。

（2）难治性心力衰竭。

（3）急、慢性肺水肿。

（4）由于药物治疗效果欠佳而导致的严重水肿。

（三）操作方法

1. 用物准备

透析器、穿刺包、穿刺针、血液透析机、抗凝剂、血液透析管路、预冲液、碘伏、止血带等。

2. 护理评估

（1）对患者的意识状态和生命体征进行评估。

（2）对患者的容量负荷情况进行评估。

（3）观察各类引流管有无渗血、患者的内脏有无出血及皮肤的完整性情况，检查相关的凝血检验参数。

3. 操作程序

（1）目前多使用容量超滤型的透析机器。将设备的开关打开后进行自检和冲洗。

（2）选择操作的程序，按照顺序来安装管路，并与透析器相连接，透析器的滤出液口应在上端放置，防止气体在膜外产生。

（3）预冲透析器与管路，连接患者等。

（4）根据患者的病情特点，按照医嘱对超滤时间、超滤量进行设置。超滤量一般设定在 2 L/h 以下，可根据临床的实际情况调整。

（5）在实现目标超滤量后，将血流量调到 80 ~ 100 mL/min，随后再使用生理盐水进行回血、下机，从而完成单纯超滤的治疗。

（6）密切观察患者是否出现并发症（出血、低血压、透析器与管路凝血、心律失常等），及时发现并告知医生，及时处理。

（四）护理干预

1. 低血压的护理干预

控制超滤速度与超滤量，避免因过大的超滤量而引起低血压。患者的早期表现有肌肉痉挛、打哈欠等，进而会出现面色苍白、血压下降、呼吸困难、出汗、呕吐、恶心等症状。此时需要降低超滤量，并在必要情况下补充白蛋白或生理盐水，若患者血压仍无法恢复正常，则需要停止单纯超滤，并积极进行救治。

2. 肺水肿与心力衰竭的护理干预

保持半卧位，将双腿下垂；吸氧；监测氧饱和度，心电监护，仔细观察患者的心律与心率的变化；观察肺水肿、心力衰竭与脱水量的改善情况；注意观察患者在使用降低后负荷与前负荷药物时的心率与血压，留意药物滴速，避免出现药物的不良反应。

3. 严重水肿患者的护理干预

护理患者的皮肤，避免皮肤在按摩、翻身时出现破损，避免出现压疮；注意对穿刺点的压迫，避免皮下血肿；在固定点使用胶布时，避免皮肤因撕开胶布而导致的起疱、破损。

4. 猝死、心律失常的护理干预

超滤过程中应对患者的电解质与酸碱平衡情况、心功能进行评估。在单纯超滤的过程中，心血管状态不稳定的患者有可能会出现致命性心律失常，甚至猝死。若发生上述状况，须马上停止对患者进行的单纯超滤并积极抢救。原则上，建议治疗此类患者时使用缓慢连续性超滤模式。

5. 其他

详细记录治疗过程中的各项数据，尤其是脱水量、补液量，并做好交班。

（五）缺点

1. 清除溶质不充分

因单纯超滤不具备弥散功能，无法使离子交换，所以对溶质的清除率较低，会发生氮质潴留或者高血钾症。

2. 低血压

虽然单纯超滤清除水分较快，但若超滤速度过快的话，会导致低血压。为避免出现低血压，超滤率建议最好不要超过 30 mL/（kg · h）。

二、序贯透析

透析（含弥散与超滤）和单纯超滤两个程序共同组成了序贯透析。序贯透析是指在治疗过程中根据患者的情况，在不同的时间段使用不同的治疗模式的血液透析方案。

（一）方法

透析（含弥散与超滤）和单纯超滤两个程序共同组成了序贯透析。序贯透析是指在治疗过程中根据患者的情况，在不同的时间段使用不同治疗模式的血液透析方案。

（二）临床应用的指征

（1）过快、过多的体重增长。

（2）血压在透析过程中不够稳定。

（3）心血管功能较差的急性透析患者。

（4）慢、急性维持性血液透析的老年患者。

（三）护理要点

若在透析过程中使用序贯透析，为避免清除溶质，应将患者的总透析时间补足。

第八节　高通量透析

高通量透析指的是水在通过透析膜时的速率高，溶剂或溶质高效率地穿过半透膜之后移动在透析液侧与血液侧。而高通量血液透析指的是一种在控制容量的血液透析机上利用高通量透析器进行血液透析的技术。要求高通量透析器的 β2 微球蛋白清除率 > 20 mL/min，透析膜通透性 ≥ 20 mL/（mmHg · h）。它的溶质清除机制包括吸附、对流和弥散，是一种高效的血液净化方法。

 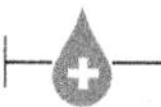

一、技术原理

高通量血液透析是通过高通量透析膜来实现清除溶质的，大多数的透析膜是高分子人工合成膜，其膜孔径大、生物相容性较高，可以有效地清除小分子溶质，有很高的水力学通透性和扩散性能，能减少流动阻力。因透析膜有疏水、不对称的特性，所以吸附β2微球蛋白等大、中分子物质的能力会增强，能够在透析过程中将血液中更多分子质量大的溶质转移到透析液中，提高透析效果。

其利用对流原理模拟肾小球的滤过作用来清除溶质，所有在滤过膜孔径范围之内的溶质都会按照相同的速度跨过滤器。溶质的滤过量与跨膜压呈线性关系，而溶质的清除率会受到透析时间、血流量、超滤率及膜孔大小的影响。

高通量透析治疗成功的标准是：将足够的水分和溶质在适当的时间内清除，使血浆毒素的水平接近正常，达到干体重。因高通量透析器的膜孔径较大，所以可能会存在从透析液到血液的反超滤。

二、临床应用

1. 对β2微球蛋白的影响

β2微球蛋白是相对分子质量为11 800的多肽，由于其降解和重吸收部位都在肾脏，所以尿毒症患者的β2微球蛋白浓度较高。β2微球蛋白是引发尿毒症患者慢性并发症的主要物质，高通量透析膜可减少β2微球蛋白释放并增加其清除率。高通量透析减少β2微球蛋白释放的机制在于：高通量透析对透析用水和透析液质量的要求高，使用带细菌过滤器的透析机进行治疗，可阻止透析液内小分子片段的内毒素弥散入血液中，使炎性因子和氧自由基释放减少，单核细胞分泌β2微球蛋白减少。

2. 对甲状旁腺激素的影响

甲状旁腺激素是由80多个氨基酸组成的多肽，相对分子质量约为9500，是慢性肾衰竭患者心脏纤维化的重要因素之一，也是导致尿毒症皮肤瘙痒的主要物质，更为严重的是，甲状旁腺激素还可导致肾性骨营养不良、软组织和血管钙化，并与心血管事件的发生和死亡率增加相关。高通量滤器可清除全段甲状旁腺激素，使甲状旁腺激素值有效降低。

长期高通量透析治疗，可使透析患者血中甲状旁腺激素浓度相对较低。

3. 对磷的影响

磷虽然分子量较小，但其清除方式类似于中分子物质，所以血磷增高在透析人群中的发生率可达到50%。血磷增高不仅会诱发继发性甲状旁腺功能亢进和肾性骨营养不良，也是导致透析患者死亡的独立危险因素。高通量透析治疗可增加这些分子量较大物质的清除率。

4. 其他

高通量血液透析可减少氧化应激，有效清除炎性因子和大、中分子毒性物质。例如，高通量透析可使患者血液中肿瘤坏死因子 α 逐渐下降，使微炎症状态得到改善；高通量透析能使患者体内丙二醛和超氧化物歧化酶释放减少或清除增加，有利于维持体内氧化与抗氧化系统的动态平衡。

很多短期研究的结果显示，实施生物相容性好的高通量透析可达到以下目的：较好地保护残余肾功能、较少的炎症反应、较高的人血白蛋白、较少的脂质代谢紊乱、较低的β2 微球蛋白水平和较少的透析淀粉样变。

三、操作技术

1. 评估

（1）观察患者有无因难以承受住高通量透析的高超滤、高流量而产生的并发症，如心脏扩大、顽固性低血压等。

（2）评估患者血管通路的条件：血流量应在 250 mL/min 以上，防止再循环。

（3）设备评估：必须采用超纯无致热原的碳酸氢盐透析液作为透析用水。

（4）在透析液的入口安装细菌滤过器，以及能够调节钠与透析液流量、容量的超滤型机器。

（5）进行高通量透析时，超滤系数应≥ 20 mL/（mmHg · h）。

2. 护理干预

（1）规范预冲的程序，保证安全有效地使用透析器，减少残血与凝血，将透析器材中的微粒去除，防止发生首次使用综合征。

（2）避免水、电解质紊乱，通过提高透析液中的钠离子浓度使毛细血管的再充盈率得以增加，降低治疗过程中发生低血压的概率。提醒患者控制透析间期的水分，体重增长不可大于 3 kg。

（3）认真观察患者的生命体征变化，对患者的不适等主诉加以重视。

（4）监测透析机的跨膜压与静脉压的变化，观察有无反超滤。为避免发生反超滤，可将血液流量适当地提高，以增加超滤量。

（5）对于长期高通量透析的患者，应多摄入优质蛋白质。

3. 监测尿素的清除指数，随时调整治疗方案

（1）溶质的清除率受到血红蛋白升高的影响。

（2）治疗方案因残余肾功能的不同而不同。

（3）治疗处方因溶质分布的不同而不同。

第九节　体外血脂的净化

一、原理与方法

血脂指的是血浆中的甘油三酯和胆固醇，脂质代谢的紊乱是导致动脉粥样硬化，进而引发心脑血管疾病的主要原因。近几年很多研究表明，降脂治疗在预防心脑血管疾病中发挥着重要作用。除了部分急性缺血性血管疾病患者和少部分的家族遗传脂质代谢紊乱患者合并严重的微循环障碍或脂质代谢紊乱时需要迅速纠正之外，大部分患者在经过积极地控制饮食、恰当的调脂治疗与体育活动之后，病情都能得到很好地控制。

（一）技术特点

1. 非选择性方法

非选择性方法指的是血浆置换（plasma　exchange，PE），最初被用于治疗家族遗

传性脂质代谢紊乱。每次置换的血浆在2.0～4.5 L，由于在去除有害低密度脂蛋白（low density lipoprotein，LDL）、胆固醇、脂蛋白 (a) [lipoprotein (a)，Lp (a)] 等成分的同时，也将白蛋白、免疫球蛋白和高密度脂蛋白（high density lipoprotein，HDL）等有益成分清除了，因此必须补充大量新鲜血浆，但是可能出现交叉感染和过敏反应等，如今已经不常用于体外降脂。

2. 半选择性方法

半选择性方法指的是二重滤过血浆置换疗法（double filtration plasmapheresis，DFPP），也被称作级联滤过或不同膜滤过，通过不同孔径的血浆成分分离器来控制去除血浆蛋白的范围，首个滤器为普通血浆分离器，在分离红细胞等有形成分和血浆时使用，孔径约为0.2 μm，无细胞成分的血浆可自由通过。第二个滤器为中空纤维柱，孔径约为0.03 μm，在分离血浆中、大分子物质时使用，如纤维蛋白原、中间密度脂蛋白（intermediate density lipoprotein，IDL）、极低密度脂蛋白（very low density lipoprotein，VLDL）、低密度脂蛋白等，但由于少量的小分子激素、白蛋白、免疫球蛋白、高密度脂蛋白等有益成分也同时被清除了，因此将其称为半选择性。

近几年，一种改良之后的DFPP出现了，即pulsed flow cascade filtration（PFCF），其目的是最大限度地减少白蛋白等小分子蛋白质的丢失，使白蛋白恢复率达到90%，而不需要补充白蛋白。这种改良后的DFPP将HDL、白蛋白等有益成分的保留效率提高了。另一种改良方法是通过改变血浆成分分离器的连接方式，使分子跨膜的方向和传统方法相反，即反向滤过法，从而使膜面积扩大到原来的1.7倍，但是和再循环法一样，这种改良法也没有专门的废液出路，结束治疗之后残留在管路和血浆成分分离器中的液体为含大量脂蛋白等大分子颗粒的废液。很少有白蛋白等小分子颗粒丢失，因此也不需要补充白蛋白。

3. 高选择性方法

（1）免疫吸附法：详见本章第三节。

（2）硫酸右旋糖酐纤维素吸附系统（DSA）：其结构与LDL受体类似，表面带有负电荷，能够特异性结合表面带有正电荷的LDL。硫酸右旋糖酐共价结合在多孔纤维素珠上，外面使用多聚复合物包裹成为吸附柱。此疗法简便、稳定，同时使用物理化学亲和

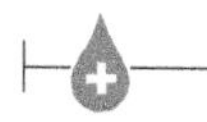

吸附剂，在国外的应用十分广泛。

（3）肝素介导体外低密度脂蛋白沉淀系统（HELP）：根据等电点沉淀的原理，将分离的血浆与醋酸盐和肝素（pH：4.85）按1：1进行混合，使pH达5.12，即LDL等电点。在此环境下，表面带大量阴电荷的肝素与LDL、Lp（a）、纤维蛋白原、VLDL最大限度地结合，在脂质沉淀器中沉积，而HDL、白蛋白等有益成分几乎不受影响，去除上述成分的"清洁"血浆经阴离子交换柱完全吸附肝素后，再经碳酸氢盐透析恢复生理状况的容量、pH和电解质，与分离的红细胞混合返回体内。一次处理血浆的量为2500～3000 mL。

（4）全血灌注脂蛋白吸附法（DALI）：常规血脂分离需要分离血浆与血细胞，但DALI是经过改良的全血灌流，因此能从全血中直接清除Lp（a）和LDL。DALI系统中较为独特的是它的抗凝技术，它使用肝素枸橼酸盐混合液，在使抗凝效果达到最佳的同时，又可以最大限度地防止低钙血症和补体激活的发生。每次只需要处理全血量的1.3～1.6倍就可以获得较好的疗效。

（二）评价化疗法

DSA系统与HELP系统是目前在临床上治疗例数最多、使用最广泛，且被美国食品药品监督管理局批准的体外血脂净化疗法。HELP系统的技术特点是利用物理化学亲和性的原理，即肝素在低pH环境下表面带有大量负电荷，与表面带正电荷的LDL、Lp（a）、纤维蛋白原紧密结合而沉淀。HELP系统是净化效率最高的一种方法，处理3升血浆即能降低50%左右的LDL、Lp（a）及纤维蛋白原。另外，HELP系统有着非常好的生物相容性，治疗前后未出现明显的补体激活现象和炎性因子的大量产生。与DSA和DALI系统相比，其最大的特点是不激活缓激肽系统，因此服用ACEI的患者不需停药，在治疗中也不会出现明显的低血压、恶心、呕吐、面部潮红等反应。但HELP系统最大的缺点是操作烦琐，需消耗大量价格昂贵的物品。

DSA系统则是利用硫酸右旋糖酐共价交联于多孔状纤维素，模拟LDL受体的空间结构来特异性吸附LDL，其最大的优点是操作方便、选择性好，但需注意，其选用的吸附材料与DALI系统一样是多价负电性物质，和血液接触后会产生ABC现象（anion blood contact reaction），即在体外循环开始15分钟后少部分患者会出现头痛、胸闷、呕吐、腹痛、腹泻等症状，伴血压下降、声带水肿等，这主要是血液与负离子物质接触，使缓激肽生成增加造成的。因此，在治疗前 24 ~ 48 小时应停用 ACEI 制剂。

DALI 系统是采用全血灌注的血脂净化疗法，其简洁的操作、良好的生物相容性及相当不错的疗效越来越受到临床工作者的关注。它可能代表未来血脂净化发展的方向。目前存在的主要不足有两方面：一是有比较大的体外循环；二是治疗中少部分患者有 ABC 反应。另外，DALI 系统至今治疗的例数尚不够多，需进一步临床验证。

（三）临床效果

1. 调节血脂

各类体外降脂疗法均有不错的降脂效果，尤其在降低 LDL 方面。综合各类文献报道，严重脂质代谢紊乱的患者经各种血脂分离方法治疗后，LDL 均下降 50% 以上，Lp（a）、甘油三酯也有不同程度的下降，而在保留 HDL 方面，以 DSA、HELP、DALI 为佳。

2. 改善血液流变学

由于体外降脂疗法迅速清除了胆固醇、甘油三酯、LDL、Lp（a）、纤维蛋白原等血浆大分子颗粒，而这些物质尤其是纤维蛋白原是引起血浆黏滞度增高的重要因素，所以在治疗后患者的血液流变学指标发生明显改善，尤其是 HELP 系统，其降低纤维蛋白原的效果最肯定，因此在改善微循环和提高组织供氧方面的效果也更佳。体外降脂疗法对凝血系统也有明显影响，它使部分凝血因子浓度和血小板聚集率下降，因此可改善血液高凝状态。

3. 氧化和抗氧化

在动脉粥样硬化的病理生理过程中，炎症反应与氧化应激发挥了重要的作用，体外循环中的血膜反应常常诱发氧化应激。但是在采用了合适的抗凝方式与膜材料之后，DALI、IA、DSA、HELP 系统都显示出了相当好的生物相容性。

4. 改善内皮功能

研究表明，Lp（a）、LDL 和胆固醇等脂质成分含量会在血脂分离之后出现大幅度的下降，使内皮功能和其介导的血管活性得到改善。一次 HELP 治疗就可以明显降低冠状动脉的阻力，提高冠状动脉的血流储备，改善心肌血流的灌注。

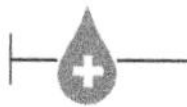

二、临床应用

如今在临床应用中，血脂分离主要包含两种方法：一种为长期规则治疗；另一种为短期治疗。第一种主要用于对家族遗传性脂质代谢紊乱患者的治疗；第二种则主要用于对伴有微循环障碍或脂质代谢紊乱的急性缺血性血管疾病患者的治疗。

（一）适应证

1. 由美国食品药品监督管理局制定的长期规则治疗的适应证

（1）家族遗传性高脂血症（纯合子），低密度脂蛋白 > 5 g/L。

（2）家族遗传性高脂血症（杂合子），低密度脂蛋白≥ 3 g/L。

（3）家族遗传性高脂血症（杂合子），低密度脂蛋白≥ 2 g/L 且伴有冠状动脉搭桥术后、不稳定型心绞痛、心肌梗死等。

2. 伴有微循环障碍或脂质代谢紊乱的急性缺血性血管疾病患者

（1）突发性耳聋。

（2）急性视网膜动脉供血不足。

（3）急性闭塞性动脉硬化症。

（4）急性缺血性脑卒中。

3. 其他

急性胰腺炎并伴有严重的脂质代谢紊乱。

（二）禁忌证

禁忌证主要有两方面：一是存在出血倾向或发生活动性出血的患者；二是难以耐受体外循环的患者。因此，严重消化性溃疡、急性出血性脑卒中等高危出血或出血性疾病，还有急性心肌梗死、低血压等不能耐受体外循环的疾病都是此疗法的禁忌证。

（三）应用范围

1. 心血管疾病

从 1965 年首次运用血浆置换疗法成功治疗了家族遗传性高脂血症至今，各种体外血脂净化疗法也在不断进步，如今已成为预防家族遗传性高脂血症的重要手段。经过长期血脂净化治疗可以稳定粥样斑块，进而使冠脉粥样硬化的发生率降低。

2. 急性缺血性脑卒中

如今急性缺血性脑卒中除了在发病 6 小时之内使用溶栓疗法之外，还主要采用了降纤抗凝疗法和血液稀释疗法等进行对症治疗，但是没有表现出很好的效果。有德国学者通过 2 次 HELP 疗法来救治急性缺血性脑卒中患者，在间隔 1 周的 2 次治疗后收效不错。

3. 急性闭塞性动脉硬化症

高脂血症通常存在于闭塞性动脉硬化症患者的身上，常发生在下肢动脉。通过体外血脂净化疗法来治疗此症状的指征有：①血脂在服用降脂药物之后仍然异常。②无法进行外科治疗或治疗困难。③药物疗法没有明显的效果。

4. 激素耐受肾病综合征

对此类患者进行 10 周血脂分离治疗之后，患者不仅 LDL、Lp（a）、胆固醇等出现明显下降，而且血白蛋白的浓度升高，尿蛋白减少。很多日本学者经过临床研究后也得到了相似的结果。同时还发现了可以将血浆巨噬细胞分泌的化学趋化因子和炎性因子等通过血脂分离治疗后降低，从而使炎性反应得以减轻，同时恢复了患者对激素的敏感性，减缓了肾小球硬化与肾小管间质的纤维化。

三、血管通路

体外循环的建立是去血脂治疗的基础，在血液循环过程中高度选择性地将纤维蛋白原、载脂蛋白和低密度脂蛋白清除。总而言之，良好血管通路的建立是治疗的关键所在。

（一）选择血管通路

较为理想的血流量是 60 ~ 90 mL/min，可使用双侧上肢的静脉 - 静脉通路。通常选择头静脉、贵要静脉及肘正中静脉。其中正中静脉为人体所有浅表静脉之中弹性最好且最粗的血管，它汇集了前臂 50% ~ 80% 的血流量，并且与深静脉相连，因此是首要的选择对象。静脉穿刺优点包括对机体损伤较小、易止血、易控制流量压力、简便易行。若患者的血管条件较差，则应考虑进行动脉穿刺或深静脉穿刺，因为这些血管的流量较好，但治疗结束之后不易止血，所以尽可能不要使用。

（二）穿刺步骤与方法

去血脂治疗的关键技术之一就是良好血管通路的建立。在操作中，护士对穿刺位置的消毒和选择，进针的角度、方法、速度及针头的固定都是十分关键的。

1. 正确穿刺点的选择

将弹力绷带扎在穿刺部位的上端，提醒患者用手掌缓慢且有节律地做出握握力器的动作来促进静脉回流。通过对穿刺部位的评估来了解血管的深度、走行、长度和弹性，一般在距血管下方 1.0 ~ 1.5 cm 处进行正面向心地穿刺。

2. 消毒的方法

选择适合的消毒液，正确地对穿刺点周围区域进行消毒，待干，需严格按照无菌操作执行。

3. 进针角度与速度

采用 17 号的一次性内瘘穿刺针，根据患者的血管深度和性质选择进针的角度。通常成年人的进针角度是 20° ~ 30°，且进针的速度不要过快。

4. 固定针头

将针翼在进针回血之后妥善固定，将内瘘的针尾端在手臂上弧形固定，防止针头滑脱。

5. 穿刺点的压迫

拔针之后，应对穿刺点进行 10 ~ 15 分钟的压迫。若患者的年龄较大，必要情况下可再延长 10 分钟。

四、抗凝技术

（一）肝素

肝素的半衰期为 30 ~ 120 分钟，因此肝素需要在结束治疗之前的 30 ~ 60 分钟停用。使用肝素不当会导致：①因抗凝过度而造成出血。②因抗凝不足而导致体外循环血液回路出现凝血而损失血液。因此，应根据治疗条件、治疗过程及患者个体的差异，合理使用和调节肝素。

1. 使用方法

如今在临床上最常见的抗凝方法是全身肝素化法，由于肝素在治疗过程中被阴离子交换柱所吸附，因此肝素的剂量偏大。

（1）在治疗之前使用含肝素 7500 U 的 3000 mL 生理盐水对全部管路进行预冲。

（2）首剂肝素为4000 ~ 5000 U，从静脉端注入之后等5 ~ 10分钟，使全身充分肝素化，随后与循环管路相连接，保持肝素用量为5000 ~ 6000 U/h，在结束治疗前30分钟停用。

（3）密切观察肝素在治疗过程中的使用情况，必要情况下每隔1小时检测一次凝血时间，调节输注追加肝素时的速度，以确保治疗中的抗凝效果，并达到最佳治疗的目的。

（4）大部分高脂血症和脑梗死患者的血液处在高凝状态，因此若肝素化不充足容易导致管路阻塞，因此可适当地增加首剂量，并根据压力的变化在治疗过程中追加肝素量。

（5）针对有疑似出血倾向的患者，可将体内抗凝改为管路抗凝。实践证明，使用管路抗凝之后的血液其国际标准化比值正常，凝血酶原时间正常，活化部分凝血活酶时间延长 < 10%，且管路中的肝素能够被肝素吸附柱所吸附，因此该抗凝方法是安全有效的。

总而言之，应对患者采取个体化的抗凝方法，在有效抗凝的同时，也要尽可能地预防出血。

2. 不良反应

肝素不良反应包括出血、血小板减少、过敏、瘙痒等。不同患者对肝素的敏感性存在明显差异。由于进行去血脂治疗的患者没有长期使用肝素，因此很少会出现不良反应。

（二）低分子肝素

目前较多地应用在临床上。因为它使用方便，对患者的影响较小，且经过了反复的临床验证，所以可以保证其安全性。

五、术前评估患者

（1）身体基本状况：包括血压、血糖、血脂的指标等，便于为在干预治疗中发生的血液压力异常和急性并发症提供参考依据。

（2）药物服用情况：为防止治疗过程中发生药物性低血压，应对降压药等药物的服用情况进行监测。

（3）治疗之前的进食情况：避免患者因长时间的治疗而出现低血糖。

（4）是否发生凝血异常的情况：方便对抗凝剂进行调整。

（5）患者的心理状况：对患者进行心理疏导，减轻其心理负担，消除顾虑，使患者能够积极配合治疗。

六、监护和并发症的防治

（一）术中监护

1. 心理护理

血脂治疗是新型的血液净化技术，所以患者往往会表现出紧张和恐惧，担心在治疗过程中出现疼痛、交叉感染或其他不良反应等。因此，护士应对患者进行心理疏导，消除患者顾虑与紧张的情绪，让其可以积极地配合治疗。

2. 环境

（1）HELP 治疗室的颜色应淡雅柔和，为患者营造出轻松而又温馨的氛围。控制室内温度在 22 ~ 24 ℃，并将除湿器的除湿力度按照外界空气的湿度进行调整，保证机器的正常运转。

（2）每日一次用紫外线对治疗室进行空气消毒，每次半小时；开窗通风，每日 2 次，每次半小时。工作时间段内应常打开送风系统，维持清新的室内空气。拖地时采用含 500 mg/L 有效氯的消毒液，进入治疗室前，患者需更换拖鞋，治疗期间禁止家属和无关人员进入治疗室。

3. 血液循环通路

（1）查看抗凝效果，是否存在凝血倾向。

（2）低血压是最主要的体外循环并发症，大多数接受治疗的患者是老年人或心脑血管疾病患者，并且低血压还会对血流速度产生影响，因此治疗中的血压监测是十分重要的。

（3）正常运行的血管通路是顺利治疗的重要基础。应妥善固定管路，避免管路受压扭曲。倾听患者的主诉，观察其穿刺部位是否出现肿胀，帮助患者调整体位。留意静脉压与动脉压的变化，血流量不足的患者应在其穿刺部位的上方包扎弹力绷带，叮嘱患者缓慢且有节律地做握橡皮球运动以促进静脉回流，确保血流量充足；若患者伴有心功能不全或者年龄较大，则不要使血流量过快，以防加重心脏负荷，通常将血流量控制在 50 ~ 70 mL/min，且回血时不要超过 40 mL/min。

4. 系统压力的监测和护理

治疗参数的调整与设定影响着治疗中各项系统的压力，通常血流量在 60 ~ 90 mL/min，血泵流速可根据实际血流情况进行调整，将血流 / 血浆流速比逐步提高至 20% ~ 30%，血浆置换量为 2500 ~ 3000 mL，治疗时间由系统自动计算。

（1）血路部分的压力主要包括以下 3 种。①动脉压：在临床上经常会发生低压报警，来提醒患者在运行过程中出现出血不畅，此时可通过在其穿刺点的上方加压包扎弹力绷带或者降低血泵的速度来处理。若处理之后仍没有效果，则应随即另建一条血管通路。②静脉压：在临床上经常会发生高压或低压报警。若高压报警，提示局部渗出、穿刺处肿胀、回血管路凝血、扭曲或折叠等。若低压报警，则提示出血不畅或血泵停转。处理的方法是首先将报警原因去除，必要情况下使用生理盐水冲洗管路或者增加肝素用量。若出现渗出、肿胀，则需另建回路。③滤前压和血浆分离器跨膜压：在临床上经常会发生高压报警，提示动脉壶血浆分离器凝血或分离的血浆量过大。一旦发生，应立即调节肝素用量，以及血浆泵和血泵转速，降低血浆的分离量，必要情况下用生理盐水对管路进行冲洗。

（2）血浆部分的压力主要包括以下 4 种。①血浆分离泵前压力：在临床上经常会发生负压报警，提醒分离血浆的速度过快或滤器在治疗后期出现堵塞。处理方法是调节血浆分离总量或者血浆泵速，如果滤器堵塞，需将肝素用量加大并使用生理盐水进行冲洗。②沉淀过滤器前压力：用于反映进入沉淀过滤器前血浆的压力。③透析器前压力：反映肝素吸附器和沉淀过滤器前的压力。④沉淀过滤器前后压力差：指沉淀过滤器输入与肝素吸附器输出之间的压力差，若 PDPA 升高到压力的上限，则表示沉淀过滤器已经饱和，应更换或者结束治疗。

（3）透析液部分的压力包括：经过加热器加热之后的透析液从进入透析液回路直到废液袋这部分的压力。

治疗过程中，各压力呈动态变化，需要护理人员仔细观察，并及时发现异常，根据患者的情况和压力的变化调节治疗参数，及时消除各项报警原因并做出正确处理。

（二）并发症与防治

1. 症状性低血压

通常发生率为3% ~ 6%。可能与心功能差、迷走神经功能紊乱、有效血容量减少等因素有关，通常不严重。应在治疗过程中加强观察，观察患者是否存在脸色苍白、恶心、头晕、出汗等症状，以及动脉压在血管通路正常的情况下是否出现下降，以防止低血压。若发生低血压，可将血流量降低，采取头低足高位以将血流暂时阻断，并用生理盐水来补充血容量，适当口服糖水或进食。对反应十分严重且处理之后无效者，须马上停止治疗。

2. 过敏反应

过敏反应的发生率为0.5% ~ 3.6%，通常是在DSA或IA治疗时，因硫酸葡聚糖分子或异源抗体脱落后入血导致的。随着装置的不断改进，血浆在流经吸附柱进入静脉壶前，需要首先通过一个特殊吸附柱，这个特殊吸附柱几乎能够完全将脱落的颗粒吸附，因此，大大降低了此类过敏反应的发生率。此外，若在DALI或DSA治疗之前服用了ACEI药物，则可能出现呕吐、恶心、低血压等反应，这可能与缓激肽过多释放有关，所以建议在DALI或DSA治疗之前停用ACEI药物。

3. 发热反应和败血症

通常发热反应与血脂分离方法及其所使用的材料有关，若采用生物亲和性吸附剂，则发生发热反应的可能性更大；而败血症通常是操作不当而引发外源性感染导致的。

4. 非特异性反应

部分患者在治疗之后会出现乏力、疲劳等不适反应，这可能与内环境的改变或低血糖等因素有关。

5. 溶血

由于目前血液净化技术和材料的不断改进，此类并发症几乎不会发生。

6. 穿刺部位血肿

这主要与穿刺技术、压迫不当及患者血管条件有关。特别是进行直接动脉穿刺的患者，发生局部血肿的概率通常较高，因此需要在治疗结束之后对其进行至少30分钟的压迫后再加压包扎。

7. 出血

出血主要受凝血因子、体外抗凝物质浓度下降等因素的影响。

七、术后饮食宣教和体能锻炼

（一）饮食宣教

严格把控饮食，提倡食用面、粗粮；强调低脂、低盐、低糖；食用鱼类时要以清蒸为主；多吃新鲜的水果、蔬菜；建议食用中等量的不饱和油；不要食用蛋黄、全奶、动物内脏、巧克力、加盐的干果、家禽的皮及饱和油烹调的菜。

1. 减少脂肪的摄入

减少摄入动物性脂肪，如肥猪肉、猪油、黄油、肥牛、肥羊、肥鹅等。由于此类食物具有过多的饱和脂肪酸，因此脂肪易沉积于血管壁上，从而使血液的黏稠度增加；饱和脂肪酸还会促进肝脏对胆固醇的合成与吸收，而使血清胆固醇的水平升高；若长时间摄入过多的饱和脂肪酸，会导致甘油三酯升高，进而使血液加速凝固，促进血栓形成。

2. 限制胆固醇的摄入

每日膳食中的胆固醇不宜超过 300 mg，不要食用含高胆固醇的食物，如蛋黄、动物内脏、鱼子等。玉米、稻谷、菜籽、小麦等植物中具有的植物固醇，有使胆固醇降低的作用。因大豆中的豆固醇具有明显的降血脂作用，所以建议多食用豆制品。

3. 供给充足的蛋白质

蛋白质的来源十分重要，主要来源于鸡蛋、牛奶、豆制品、瘦肉类、鱼虾等食品，其中摄入的植物性蛋白质要占 50% 以上。

4. 每餐吃七八分饱

每顿饭不要吃得过饱，多食用粗粮，如豆类、燕麦、小米等，因为它们的纤维素含量较高，有降血脂的作用。

5. 多吃富含维生素的食物，适当减少碳水化合物的摄入量

由于糖能转变成甘油三酯，因此不应吃过多的甜食。多吃蔬菜与鲜果，它们富含纤维素、无机盐与维生素 C，可以起到促进胆固醇排泄与降低甘油三酯的作用。

6. 选用降脂食物

可多食用绿茶、大蒜、蘑菇、山楂、绿豆、银耳、木耳、洋葱等有降脂作用的食物。由于酒会抑制脂蛋白酶，并促进甘油三酯与内源性胆固醇的合成，因此应避免饮酒。

7. 坚持低盐饮食

每天的食盐食用量在 6 g 以下。

（二）体能锻炼

运动需因人而异，劳逸结合，调整生活作息。每 3 ~ 6 个月检测一次血脂。要想达到防治高血脂的目的，还应遵循坚持、有序、适度的原则。

1. 坚持

要想达到目的，坚持是最关键的。在所有运动中，步行是最方便且简单一项，一年四季都能够进行，不需要特殊场地。在日常生活中就可以轻松、愉快地锻炼，如提早下车、步行回家、多爬楼梯等。

2. 有序

循序渐进。不要一开始就步行速度过快，应在身体逐渐适应之后，再逐渐延长运动时间、加快步行速度。

3. 适度

三个三：应至少每天步行 30 分钟、3 公里，可按照个人情况，将一天的运动量分 3 次进行，每次 1 公里、10 分钟。一个五：至少每周运动 5 天。一个七：步行时只需要达到 7 成负荷就能够防病健体。

第十节　糖尿病患者血液透析

一、概述

糖尿病的重要并发症之一就是糖尿病肾病。上海市 2007 年的透析登记显示，我国的透析患者当中糖尿病肾病患者仅次于肾小球肾炎患者，约为 12. 7%，位居第二。此类患者发展成尿毒症后，大多伴随神经病变、视网膜病变、冠状动脉粥样硬化性心脏病、胃肠道疾患、持续性的糖代谢紊乱及周围血管病变，因此患者在透析治疗的过程中极易出现心血管并发症，并且对动静脉内瘘的制作、穿刺和保养都造成了一定难度。如今，降低透析并发症的发生率，提高糖尿病肾病患者的透析质量与生存率都是对我们的严峻考验。

二、透析指征

糖尿病是由于胰岛素的分泌相对或绝对缺乏，从而引起糖、脂肪、蛋白质、电解质、水代谢紊乱的一种疾病，主要表现为高血糖，可被分成胰岛素依赖型与非胰岛素依赖型两类。作为全身性疾病的一部分，糖尿病肾病在进入晚期肾衰竭阶段后，常常伴随其他系统的严重并发症。患者因肾功能的减退和蛋白质的缺乏，会导致促红细胞生成素减少，进而其水钠潴留、全身中毒及贫血等症状都会比非糖尿病肾病患者更明显。由于血肌酐 > 325 μmol/L 时，病情进展会非常迅速，因此很多学者认为糖尿病肾衰竭者应比非糖尿病肾衰竭者更早地进行透析治疗。

透析指征：①当出现高钾血症、水钠潴留、严重代谢性酸中毒、心力衰竭及胃肠道反应时，应在血肌酐为 440 μmol/L 左右时接受透析；若没有出现严重的并发症，可在血肌酐为 528 μmol/L 左右时开始治疗。②由于糖尿病肾病患者的蛋白合成障碍，导致其肌肉的总体积量降低，因而血肌酐的水平无法将疾病的严重程度完全反映出来。

三、护理要点

糖尿病血液透析患者与非糖尿病血液透析患者的护理基本一致。透析间期或透析过程中的并发症会因原发病的不同而略有不同，本节主要针对糖尿病血液透析患者并发症的护理进行介绍。

负责血液透析的护士需要了解每位患者的原发病，并针对各自特点采取积极有效的护理措施，对并发症做到准确诊断、早预防、早发现、早处理。

（一）低血压

临床观察发现，在血液透析中，糖尿病肾衰竭患者比非糖尿病肾衰竭患者的死亡率

 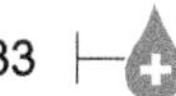

及急、慢性并发症的发生率增加了 200%，呕吐、恶心的发生率增加了 300%，同时低血压的发生率上升了 20%。

1. 原因

首先，透析过程中引起经常性低血压的重要因素是心肌收缩力的降低。其次，由于糖尿病肾衰竭患者的自主神经病变而造成血压调节功能的减退，进而引发症状性低血压的发生率能达到 20% ~ 50%。此外，透析中患者的血浆渗透压及血糖的下降会造成低血压；体重及饮食控制不良引起单位时间内超滤量过多也会造成低血压；透析时因用无糖透析液而导致负氮平衡，以及透析前高血压患者服用降压药等都是导致低血压出现的原因。

2. 护理

①选择合理的个性化治疗方式，包括控制超滤速度、使用碳酸氢盐透析液、使用序贯透析等。②定期巡查，对患者状态进行严密观察，是否出现脸色苍白、出冷汗、脉搏细速、神志恍惚及皮肤湿冷等症状。若发现异常，应马上停止超滤，放缓血流量，快速输入生理盐水并立即通知医生。③对患者的脉搏与血压进行密切观察，若脉压差低于 30 mmHg 则说明循环血量不够；观察患者脉搏节律与力度的变化，若出现脉率加快、无力且心律不齐等低血压先兆，须立即处理。④应区分透析过程中糖尿病患者出现低血压的原因，可根据低血压出现的时间、超滤量的设定及患者的体重增长情况来判断，也可通过血糖仪来判断是否出现低血糖。通常情况下，由低血糖而引发的低血压会在透析开始后 1 ~ 2 小时出现，输入生理盐水不会轻易缓解，一般从静脉推注高渗糖水后方能马上缓解；由于单位时间内水分超滤过多造成的循环血量不充足而引起的低血压，通常在透析结束 1 小时前发生，可通过减少超滤量及补充生理盐水来迅速缓解。⑤合理服用降压药，在透析过程中多鼓励患者练习腿部的收缩，以使静脉回流得到改善。⑥多与患者进行沟通，了解患者是否出现不适，提醒患者不管出现何种不适都要立即告诉护士。

（二）高血钾

1. 原因

糖尿病肾病患者在透析间期缺乏胰岛素、醛固酮，抵抗力不足，细胞内、外液体在高血糖时发生转移等，都易造成高血钾的发生。

2. 护理

①进行患者的宣教工作，向患者说明胰岛素治疗与饮食治疗的重要性，要求患者每天根据自身血糖浓度的变化调整胰岛素的剂量并严格控制饮食。②提醒患者若出现四肢、口角发麻的情况，应注意高钾血症并及时到医院紧急治疗。

（三）高血压

1. 原因

由于患者全身血管发生病变，因此高血压的发生率会比非糖尿病患者更高。据统计，约 50% 的糖尿病血液透析患者需要使用抗高血压药物进行治疗，而非糖尿病的血透患者中只有 27. 7% 的人需要使用抗高血压药物。

2. 护理

①对患者透析间期的体重进行严格把控。大多数糖尿病患者的体重都会在透析间期出现过多增长，且体重会比非糖尿病患者多增加 30% ~ 50%。②准确地评估患者干体重。③增强患者的透析管理，使其充分透析。④透析当天不可服用降压药。⑤对于服用血管紧张素受体拮抗剂或者血管紧张素转换酶抑制剂的患者，应警惕高血钾。⑥在降压治疗过程中，应避免因大幅度降压而引起低血压。

（四）感染与营养不良

1. 原因

患者由于肌肉的分解、患糖尿病性胃瘫等易发生进食差、蛋白质合成障碍、尿液与透析液中蛋白质丢失，或因血糖控制不佳而易引发糖原异生，从而发生营养不良，导致伤口愈合速度变慢而发生感染。对于因长期高血糖而周围血管硬化的患者来说，其血管条件比非糖尿病患者要差，且血管在穿刺结束后的修复速度也较慢，因此容易导致穿刺失败、出现血肿或者动静脉内瘘闭塞与感染。

2. 护理

①严格按照无菌操作执行。②要求患者在血液透析当天将穿刺部位清洗干净，并且在穿刺过程中严格进行消毒，以避免感染。③由于糖尿病患者的血管条件差且伤口的愈合速度较慢，因此为了避免动静脉内瘘伤口开裂、大出血，可以将拆线时间适当延长。④提醒患者注意个人卫生，多洗澡，及时更换衣物，吃饭前后要漱口，避免口腔或皮肤出

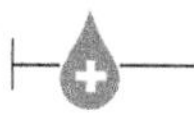

现感染。⑤换季时注意冷暖变化，避免上呼吸道感染，不要去人多的地方。⑥加强对营养的摄入，对于无尿或少尿的患者应控制钾盐、钠盐与水分的摄入。

（五）视网膜病变

糖尿病患者视网膜病变的发病率达 5% 以上，更有严重者可能会失明，由于患者活动不便，因此在对患者的生活多加照顾的同时，应多与患者沟通，若发现患者存在心理问题，需及时开导并帮助他们树立信心，使其能够在治疗时保持良好的状态。过去有学者认为，血液透析有加速糖尿病患者视网膜病变的可能，而如今的观点是，进行腹膜透析与血液透析的糖尿病患者的视网膜病变情况没有差异。过去有人认为肝素的使用可能会导致失明，但目前这一看法已被否定。如果好好控制血糖与血压，那么会明显减少失明的发生。

（六）外周血管病

1. 危险因素

约 4% 的糖尿病患者会出现糖尿病足溃疡，而外周血管的神经病变和血糖控制的不佳，都是导致糖尿病患者截肢的主要危险因素。

2. 预防性护理

保持足部的干燥与清洁；经常检查足底、脚趾、脚趾间与趾甲的折痕处；穿着宽松、舒适的鞋袜；若需要长期卧床则需穿着保护足跟的袜套；用热水袋时注意其水温，防止烫伤；注意冬季足部的保暖，避免在修剪趾甲时感染、受伤；若受伤需立即救治。

在对上述并发症进行护理的同时，还应加强对患者饮食的控制并且严格使用胰岛素治疗，向患者说明胰岛素治疗与饮食治疗在预防与减少并发症中起到的重要作用。①由于大多数糖尿病透析患者存在高甘油三酯血症，因此需要限制饱和脂肪酸与单糖的摄入，且因纤维素能够使患者在用餐 2 小时后的不饱和脂肪酸与血糖浓度降低，故应多摄入纤维素。建议食用适量杂粮、粗制面、米，忌食用蔗糖、蜜糖、葡萄糖及其制品，少食用高胆固醇食物，忌食用动物脂肪。②应指导患者在胰岛素治疗过程中使用血糖测定仪来对指端末梢血葡萄糖水平进行测定，一般至少每天 1 次，通常 2 ~ 3 次。按照测定结果来调整胰岛素的剂量。同时定期对糖化血红蛋白进行测量，以观察胰岛素的治疗效果。告诉患者如何正确注射胰岛素，包括注射部位、时间、注意事项及药物的不良反应。饮食与胰岛素的治疗是提高患者透析质量与生活质量并降低透析并发症的重要环节。

参考文献

[1] 叶有新．血液透析血管径路的建立与维护新进展 [M]．北京：军事医学科学出版社，2014.

[2] 刘冰，吴之明．护理教育学 [M]．南京：江苏科学技术出版社，2013.

[3] 齐海燕，杨雪梅．血液净化专科护理 [M]．兰州：甘肃科学技术出版社，2013.

[4] 向晶，马志芳．血液透析专科护理操作指南 [M]．北京：人民卫生出版社，2014.

[5] 丁小强，滕杰．血液透析血管通路临床规范 [M]．北京：人民卫生出版社，2018.

[6] 孙世澜．血液净化新理论新技术 [M]．郑州：河南科学技术出版社，2017.

[7] 黄茜，李红波，朱虹逸．实用血液净化护理 [M]．武汉：华中科技大学出版社，2015.

[8] 刘子栋．临床血液净化手册 [M]．济南：山东科学技术出版社，2016.

[9] 崔天蕾．血液透析中心静脉导管的临床应用及置管流程的优化 [M]．南京：江苏科学技术出版社，2016.

[10] 郑月宏，王克勤．血液透析通路的建立及维护 [M]．北京：人民军医出版社，2014.

[11] 孙世仁，刘宏宝，李嵘．血液透析患者手册 [M]．西安：第四军医大学出版社，2013.

[12] 向晶，马志芳，肖光辉．血液透析用血管通路护理操作指南 [M]．北京：人民卫生出版社，2015.

[13] 李红兵，辛玲芳．血液透析操作技术及护理 [M]．北京：人民军医出版社，2015.

[14] 符霞．血液透析护理实践指导手册 [M]．北京：人民军医出版社，2013.

[15] 符霞．血液透析专科护理标准操作流程 [M]．北京：人民军医出版社，2013.

[16] 吴之明．护理管理学 [M]．上海：同济大学出版社，2008.

[17] 祝娉婷，张菁．护理教育学 [M]．北京：科学出版社，2018.

[18] 刘彩凤．现代临床护理技术 [M]．上海：上海交通大学出版社，2018.

[19] 朱雪梅，潘杰．护理教育学 [M]．武汉：华中科技大学出版社，2016.

[20] 陈海燕，赵美玉．护理教育学 [M]．郑州：郑州大学出版社，2017.

[21] 赖静．血液透析三段式健康教育指导手册 [M]．成都：四川大学出版社，2016.

[22] 易巧云，唐四元．护理教育学 [M]．长沙：中南大学出版社，2017.